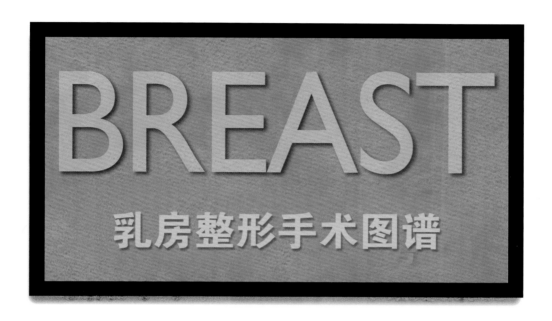

主　编：（日）美容塾

主　译：陶　凯　边志超　梁久龙

副主译：张旭焱　王洪一　修一平　刘中波　黄　悦　宋英莉　王　亮　赵静杰

译　者：张晨亮　王　禾　刘双阳　张　权　付志强　何景涛　常　鹏　孔　旭

　　　　车雨阳　张彬柱　刘　刚　李泰然　金　元　赵　海　曲　开　林　枫

　　　　邹日峰　张庭辉　唐　琪　苗雨晴　王俊歌　韩子阳　孔祥子　徐嘉若

　　　　叶　红　董　冰　王　双

辽宁科学技术出版社
·沈阳·

SELECT BIYOUJUKU NYUBO
ⒸBIYOUJUKU 2008
Originally published in Japan in2008 by KOKUSEIDO CO., LTD.
Chinese (Simplified Character only) translation rights arranged with
KOKUSEIDO CO., LTD. through TOHAN CORPORATION, TOKYO

Ⓒ2020，辽宁科学技术出版社。
著作权合同登记号：第 06-2017-287 号。

图书在版编目（CIP）数据

乳房整形手术图谱 /（日）美容塾主编；陶凯 , 边志
超 , 梁久龙主译 . —沈阳 : 辽宁科学技术出版社，2020.7
ISBN 978-7-5591-1466-2

Ⅰ.①乳… Ⅱ.①美… ②陶… ③边… ④梁… Ⅲ.①乳
房 - 整形外科学 - 图谱 Ⅳ.① R655.8-64

中国版本图书馆 CIP 数据核字（2020）第 001678 号

出版发行：辽宁科学技术出版社
　　　　　（地址：沈阳市和平区十一纬路 25 号　邮编：110003）
印 刷 者：辽宁新华印务有限公司
经 销 者：各地新华书店
幅面尺寸：210mm×285mm
印　　张：9
插　　页：4
字　　数：200 千字
出版时间：2020 年 7 月第 1 版
印刷时间：2020 年 7 月第 1 次印刷
责任编辑：陈　刚　凌　敏
版式设计：袁　舒
责任校对：尹　昭　王春茹

书　　号：ISBN 978-7-5591-1466-2
定　　价：168.00 元

投稿热线：024-23284363
邮购热线：024-23284502
E-mail:lingmin19@163.com

著 者 介 绍

美容塾

菅原康志（自治医科大学整形外科教授）

1986 年从香川医科大学毕业后，进入东京大学整形外科工作。曾在长庚纪念医院（台湾）、Goteborg 大学（瑞典）留学，2007 年起任现职。杏林大学医学部非常驻讲师，医学博士。日本整形外科学会专科医生。

著有《すぐに使える骨切り術の技　インストラクションクラニオサージャリー》《同シリーズ　フェイシャルフラクチャー》（克诚堂出版）以及《整形外科建议系列丛书》（同出版社）等多部著作。

福田庆三 (veriteclinic 银座院院长)

1985 年从名古屋大学医学部毕业后，进入名古屋大学整形外科工作。曾在 MayoClinic(美国)、Institute for Craniofacial and Reconstructive Surgery（美国)、Providence Hospital（美国）留学，担任过小牧市民医院整形外科主任、爱知医科大学整形外科讲师，2004 年 10 月起任现职。医学博士，日本整形外科学会专科医生。

岩平佳子（医疗法人社团 breast surgery clinic 院长)

1984 年东邦大学毕业后，进入东邦大学整形外科工作。曾在比利时大学（比利时)、Miami 大学（美国)、Emory 大学（美国）留学，2003 年起任现职。东邦大学医学部客座讲师，医学博士。日本整形外科学会专科医生。

著有《乳房再建術—スペシャリストの技のすべて》（南山堂)《ブラックジャックになりたくて—形成外科医 26 の物語》（NHK 出版）以及《整形外科建议系列丛书》（同出版社）等多部著作。

前　言

对于从事手术的外科医师来说，美容外科手术虽然伴随着风险，但确实是美好而且充满魅力的领域。将天造地设之人重新整形美容，这种向自然之力挑战的勇气与对生命的敬畏之心交织在一起，令人总有诚惶诚恐之感，这种感觉常常无法用语言来形容。

尽管手术效果可以令人称奇，但实际上手术难度可能极高，而且随着手术种类和手术方式的增多，未知领域正在不断扩大。在这种情况下，前辈们的忠告、教科书、文献等会对医师们的进步大有裨益，但医师们仍然希望以更直接的方式进行知识的交流与分享。在这种情况下，自 2002 年起，对美容外科手术感兴趣的医师们聚集在一起，发起了"美容塾"研修会，在此深入探讨各种病例和经验，一点一滴地整理出针对亚洲人的美容外科手术术式。

在此，我们将迄今为止在"美容塾"获得一致意见的术式与理念加以归纳整理，以"美容塾教材"的形式出版。实际上，通过此书使美容外科手术系统化还差之甚远，但我们的初衷是尽量通俗易懂地阐述内容，并配以图示和实例照片，以便于读者理解和掌握手术操作。

本书为有关乳房美容外科手术的教科书，此书内容仅涉及较为常见但难度较大的隆乳术（隆胸术）。第 1 章至第 3 章是关于基本操作技术，第 4 章介绍了实际病例并说明其分析和设计过程。

美容外科手术首先是医疗领域的一项技术，同时需要具备更多的艺术天分。其中需要具备审美的能力、执着的精神和精进的干劲，还需要具备与循证医学（EBM）理论相反的匠人精神。虽然仅通过书籍很难准确表述和传递出这种精神层面的精髓，但是希望通过阅读本书，能够提高众多整形美容工作者的技术水平，并通过不断的训练和实际运用，熟练掌握相关的操作技术和设计方法，以满足患者的需要。如能达此目的，我们将不胜荣幸。

在本书即将付梓之际，承蒙龟井真先生（共同创立宇都宫院美容外科）的大力帮助和指导，在此我们深表感谢！

最后，在本书完成之际，我们为克诚堂出版社大泽王子氏先生的贡献深表谢忱！

全体作者

目　录

目　录

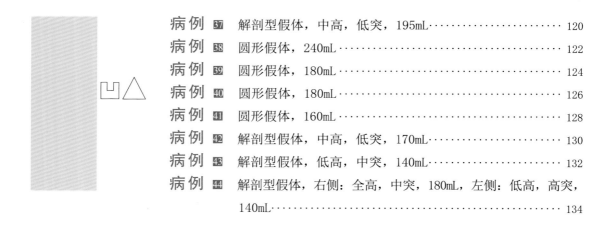

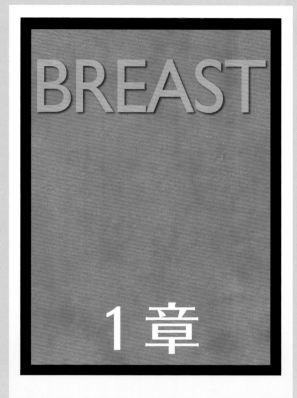

BREAST

1章

术前注意事项

Preoperative
Considerations

1 乳房的解剖和各部位的名称

与西方人相比，东方人的乳房有以下特点：①体积小。②底面积大，皮肤厚度薄。③乳头和乳晕较小，且位置靠下。另外，东方人的乳房更容易形成瘢痕。

■ **解　剖（图 1-1-1）**

乳房为哺乳器官，位于第 2 ~ 第 6 肋水平，内侧为胸骨外侧缘，外侧为腋中线。约 2/3 的乳房位于胸大肌表面，另外 1/3 位于前锯肌表面。乳房中存在纤维结缔组织，纤维结缔组织浅面与真皮层相连，深面可达胸肌筋膜，这种纤维结缔组织称为库柏韧带（Cooper's ligaments）（图 1-1-2）。乳房主要由乳腺和脂肪组织构成。

女性在月经期前后，由于雌激素水平的变化，乳房的硬度可能发生改变。

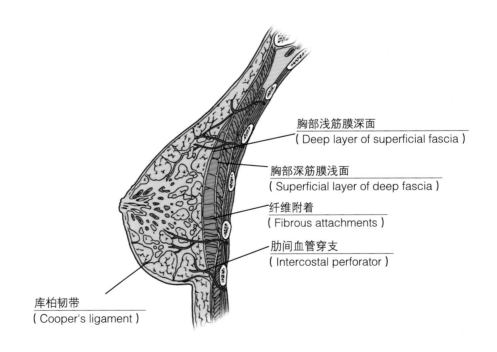

胸部浅筋膜深面
（Deep layer of superficial fascia）

胸部深筋膜浅面
（Superficial layer of deep fascia）

纤维附着
（Fibrous attachments）

肋间血管穿支
（Intercostal perforator）

库柏韧带
（Cooper's ligament）

图 1-1-1　解剖

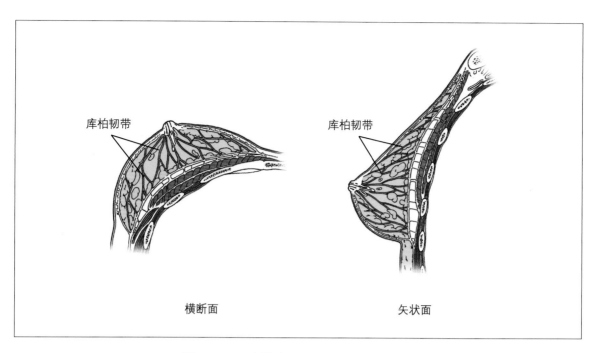

横断面　　　　　　　　　　　矢状面

图 1-1-2　库柏（Cooper's）韧带

■肌　肉

乳房的支持肌肉主要有：颈阔肌、胸大肌、前锯肌、腹外斜肌和腹直肌前鞘（图 1-1-3 ）。

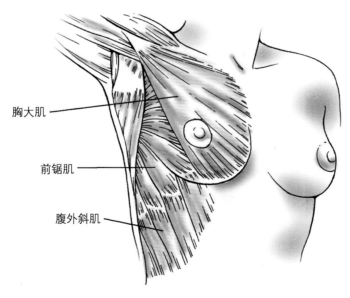

胸大肌

前锯肌

腹外斜肌

图 1-1-3　肌肉

■血 管

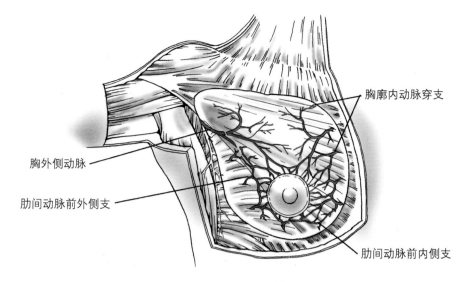

图 1-1-4　血管

乳房依靠周围动脉分支供血，血运十分丰富。

胸外侧动脉自腋动脉发出，主要滋养乳房的外上方区域。胸廓内动脉和肋间动脉发出数条分支，分支经过胸大肌后向浅面走行，分布于乳腺的上、中、下方，最后到达皮肤（图1-1-4）。

（˙o˙）　　在胸大肌下放置假体隆乳时，不易损伤上述血管。但在行乳腺下假体植入隆乳术时，有可能因切断上述血管导致部分乳腺组织血运不佳，引起感染或包膜挛缩等情况。

胸廓内动脉的分支穿过第2～第6肋间向浅面走行，虽存在个体差异，但一般第2肋间和第3肋间的分支最为粗大，且分布于乳房的内上方，是乳房血供中最主要的血管。

（^-^）　　行乳房下皱襞切口隆乳术或采用内镜辅助隆乳术时，在乳腺深面剥离可以避免损伤或切断上述血管。但是从腋窝入路在盲视下进行剥离时，操作不慎可能损伤上述血管，引起大出血。

（*-*）　　在进行乳房缩小术时，如果采用内上蒂法，需要特别注意保持上述血管的完好，以保证蒂部血运，提高手术的安全性。

肋间动脉穿支与感觉神经、静脉伴行，从第3～第6肋间穿出后向浅面走行，支配乳房外侧的血运。分布于乳房下部的分支，从第4肋间穿出后向浅面走行，管径1～2mm粗。

（·o·）　　　　在进行中间下蒂法乳房缩小术时，需要注意保证这些血管包含在血管蒂内，以保证乳头和乳晕的血运。

　　上述血管的分支，在乳头和乳晕周围再次发出分支，形成皮下血管网，因此乳头和乳晕部位血运十分丰富。

■神　经（图1-1-5）

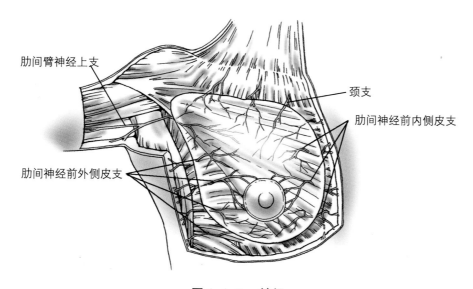

图 1-1-5　神经

　　乳房存在2种感觉神经。一种是普通感觉，包括触觉、两点辨别觉、振动觉、冷热觉等；另一种是乳头和乳晕区的性感觉。乳房正常感觉消失时，性感觉可能依然存在。乳房内侧和外侧的感觉由肋间神经皮支支配。

　　来自颈神经丛的锁骨上神经分支穿过颈阔肌，支配乳房上部皮肤的感觉。

　　第3~第6肋间神经的前外侧支支配乳房外侧到中央区皮肤的感觉。其与颈神经丛发出的肋间神经前内侧支相吻合。

　　第2肋间神经又称为肋间臂神经，其走行于腋窝的脂肪组织中，横过腋窝向上臂区域走行。

（^-^）　　　　在腋窝区进行剥离，当剥离至胸大肌外侧缘外侧深面时，如果损伤肋间臂神经，会引起局部麻木和感觉迟钝。

（*_*）　　　　在行乳房切除术、隆乳术和乳房缩小术过程中，如果在前锯肌表面切断了外侧皮支，会出现较为剧烈的神经性疼痛。

第2～第6肋间神经前内侧支支配乳房内侧和胸骨表面的感觉。肋间神经前内侧支向中央区延伸，第3～第5肋间神经前内侧支支配乳头、乳晕区的感觉。

　　乳头和乳晕的支配神经为第4肋间神经，第3和第5肋间神经也参与其支配。内外侧多支神经形成神经网，因此如果有一支神经受损，不会引起乳头和乳晕的感觉麻痹。

2 术前检查和测量方法

在准备进行隆乳术、乳房缩小术、乳房上提术前或进行手术的过程中，对患者的乳房进行细致的观察十分必要。同时，为了正确选择植入物，保证术后对乳房的大小和位置满意，正确的术前测量和评估非常重要。以下为评估内容和测量要点。

■ 形 态

评价乳房的形态不仅要观察乳房、乳头和乳晕的形状和位置，同时还要对双侧乳房是否对称以及是否匀称进行评估。可以结合标准位照相进行记录和评估。

重点观察和评估的内容有以下几个方面：

（1）乳房：观察乳房的大小和形态、乳腺的大小和形态、乳房周围脂肪组织的情况和乳房下垂的程度。在评估乳房宽度（BW）、高度（BH）、突度（BP）的同时，还要观察乳房是圆润还是扁平的。

（2）乳头和乳晕：观察乳头和乳晕的位置和大小。不仅要观察乳头和乳晕在乳房上的位置，还要观察两侧乳头和乳晕的分离程度。

（3）乳房下皱襞：如果能够明确乳房下皱襞的位置，就可以确定其与乳头和乳晕的位置关系。由于经常存在双侧乳房不对称的情况，因此需要确定乳房下皱襞的位置。

（4）胸大肌：根据胸大肌是否发达，确定隆乳术所使用假体的形状、大小和植入的层次。

（5）肩部：确定肩部宽度和双侧肩部下垂情况。

（6）胸骨切迹和锁骨：为了确定乳房的对称性，以锁骨、胸骨切迹和乳头、乳晕的位置为标准进行测量。

（7）皮肤和皮下软组织：皮肤的厚度、松弛程度可以用手指捏起局部皮肤的方法（Pinch test）进行测量。前胸部的软组织量可以根据肋骨是否显现来评估。

■测量标志点

乳房测量在了解乳房形态、选择假体、预估术后乳房大小等方面起到非常重要的作用。

乳房测量不能仅仅依靠目测，还要通过测量的方法明确左右乳房的对称性，在特殊的情况下，需要调整左右两侧植入假体的大小和形状。可以采用照片和测量数据两种方法向患者说明其乳房的实际情况（图1-2-1）。

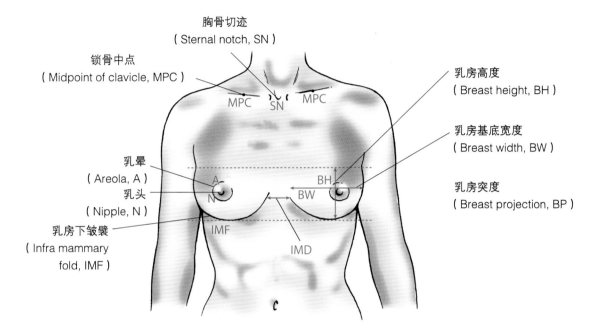

胸骨切迹
（Sternal notch, SN）

锁骨中点
（Midpoint of clavicle, MPC）

乳房高度
（Breast height, BH）

乳房基底宽度
（Breast width, BW）

乳晕
（Areola, A）

乳头
（Nipple, N）

乳房下皱襞
（Infra mammary fold, IMF）

乳房突度
（Breast projection, BP）

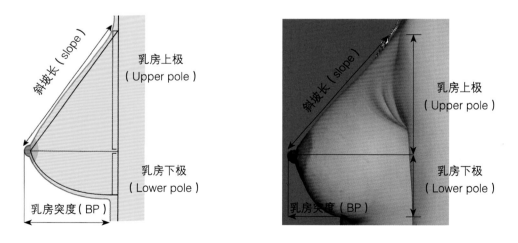

斜坡长（slope）

乳房上极
（Upper pole）

乳房下极
（Lower pole）

乳房突度（BP）

斜坡长（slope）

乳房上极
（Upper pole）

乳房下极
（Lower pole）

乳房突度（BP）

图1-2-1 乳房测量方法

测量方法（图 1-2-2）

◎ 从胸骨切迹（SN）向脐部引一条垂线作为正中线。

◎ 连接 SN 与 2 个 N 点，形成的三角形称为 SN-N 三角。评估乳房形态时，首先要观察这个三角形是等边三角形、腰边长的等腰三角形还是底边长的等腰三角形。这也是隆乳手术时选择假体的参考依据。

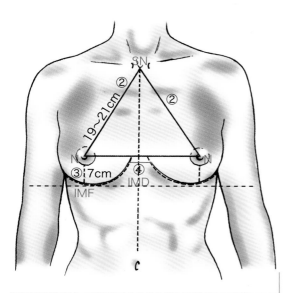

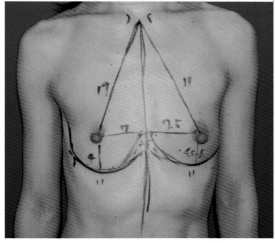

图 1-2-2 隆乳术前的乳房测量

SN: 胸骨切迹　N: 乳头　MF: 乳房下皱襞
IMD: 乳房下皱襞间距

（1）　画出正中线

从胸骨切迹向脐部引一条垂线。

（2）　画出 SN-N 三角

由 SN 向两侧乳头点（N 点）分别连线。

（3）　连接两个 N 点，画出 SN-N 三角

测量两个 N 点到正中线的距离。

（4）　测量 N-IMF 距离

从两侧 N 点分别向乳房下皱襞（IMF）方向画出两条垂线，测量垂线距离。

N-IMF 通常随年龄的变化而发生改变，同时不同人种存在差异。欧美人为 7～8cm，亚洲人多为 6cm 以下。

（5）　观察 IMF 的左右差异

从两侧 IMF 的最低点处向正中线引出垂线，通过观察连线的交点，确认两侧 IMF 是否存在差异。

（6）　测量 IMD

测量双侧乳房下皱襞内侧最高点的间距。

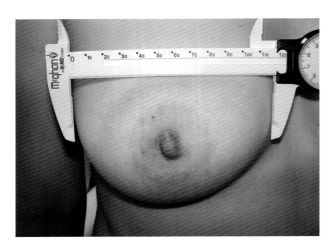

（7） 乳房宽度（BW）的测量

　　从两侧 IMF 的最低点处向正中线引出垂线，通过观察连线的交点，确认两侧 IMF 是否存在差异。

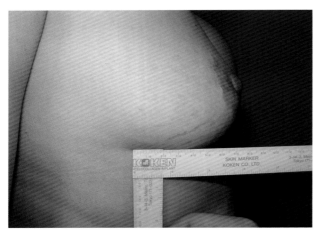

（8） 乳房突度（BP）的测量

　　在乳房下皱襞（IMF）处放置测量尺，测量尺方向与胸壁垂直，测量乳房下皱襞到乳头基底部的距离。

图 1-2-2 （续）

3 术前准备和麻醉

■准 备

采用腋窝入路时，术前需要对腋窝区进行备皮。

进行术前检查、问诊，指导患者手术前夜禁食水。

■麻 醉

麻醉方法可采用全身麻醉或硬膜外麻醉。无论采用哪种麻醉方法，在进行手术时都要在切口周围注射含肾上腺素的 1% 利多卡因。

■全身麻醉

尽量使用最小剂量的麻醉药，减少恶心、呕吐等副作用的发生，保证患者术后早期离院（平均为术后 2h）。由于本手术为体表手术，临床经验丰富者手术时间短，术中出血少，患者术后和麻醉后的恢复较快。

诱导期：建立液体通路，连接监护装置，使用面罩给予纯氧，静脉给予麻醉药（常用丙泊酚）。

维持期：使用面罩进行通气，维持全身麻醉（常用七氟烷、笑气、氧气）。无需使用肌松药。

苏醒期：观察手术进程，手术结束后尽可能使患者快速苏醒。术后可静脉给予非甾体类抗炎药（NSAID 类），但是由于术中使用了局部麻醉，术后疼痛轻，因此术后一般无须静脉给予非甾体类抗炎药。

■硬膜外麻醉

在胸 3、胸 4 间插入导管，插入深度 4cm，沿导管注入少量药物以确认导管已进入硬膜外腔内。确定导管正常就位后，经导管给予 1% 的利多卡因或罗哌卡因，待麻醉起效后，开始进行手术。

手术需在技术娴熟的麻醉医师的监护下进行，要了解何时麻醉效果最充分。同时要做好准备，以便在麻醉效果不理想时，改变麻醉方法。

术后并发症有硬膜外血肿和穿破硬脊膜。如果不慎穿破硬脊膜，术后可能发生脊神经受损后疼痛，并持续数日。

在采用腋窝部入路时，由于剥离范围广泛，需要对胸 1~胸 6 区域进行充分的麻醉。如果不慎累及心交感神经或膈神经，会发生心动过缓。需要注意，对于敏感的患者可能出现过敏反应，必要时需要使用呼吸机。

麻醉后患者一般仍有意识，并有部分触觉，术中刺激或随手术进展有可能产生疲惫感，可能会移动身体，为避免影响手术进行，术中常需联合使用镇静剂（图 1-3-1）。

目前市面上有专用于乳房手术的麻醉设备，可以让患者在术中呈坐位，以观察乳房的大小和形态。使用时要求在术中不用镇静剂，但是在术中紧张的状态下，术野又仅为无菌单之间的间隙，这样做出的判断是否准确，值得商榷。

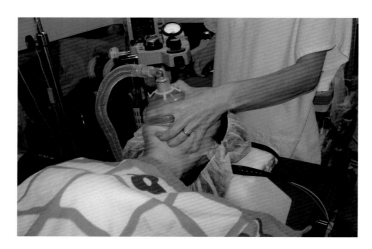

图 1-3-1 镇静

BREAST

2章

分类

Classification

乳房形态的分类

■皮肤的松弛程度

覆盖胸廓和乳腺的皮肤状态可以分为 3 类：过厚、正常和不足。乳房表面皮肤的平均厚度为 2cm，皮肤厚度大于 2cm 者为过厚，小于 2cm 者为不足。皮肤的延展性也是评价皮肤松弛程度的要素之一，但精确测量皮肤的延展性十分困难。

皮肤的状态存在个体差异，年轻人的皮肤多较紧致，缺乏延展性，老年人的皮肤则有松弛程度不断加重的倾向。

■胸廓的形状

根据包括乳房在内的胸廓横断面的形状可以将胸廓分为 3 种类型：凸出型、扁平型和凹陷型（图 2-1）。从正面和侧面进行观察，通过触诊和视诊确认胸骨柄和胸廓外侧的高度。

胸廓形状凸出时，乳房多稍向外扩；反之，当胸廓形状凹陷时，乳房多向内侧移位。

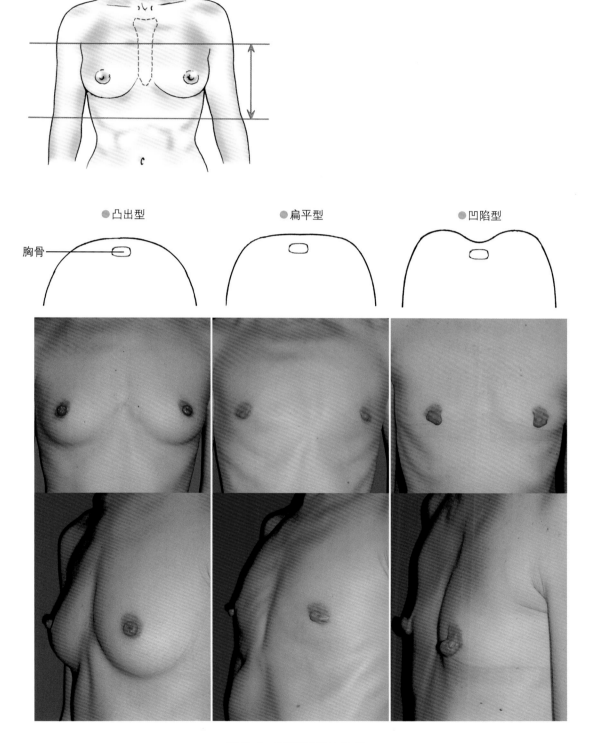

图 2-1　胸廓形状的分类

■胸骨切迹 – 乳头三角（SN–N 三角）

　　胸骨切迹 – 乳头三角（SN–N 三角）是连接胸骨切迹（SN）和两乳头（N）形成三角形，根据三角形的形状可以分为 3 种类型：等边三角形（正三角形）、底边长的等腰三角形和腰边长的等腰三角形（图 2-2）。最为匀称的形态通常表现为边长为 18 ~ 22cm 的正三角形。

　　SN–N 三角表现为腰边长的等腰三角形时，会给人以乳房下垂的感觉，或是前胸到乳房距离过远的感觉。如果表现为底边长的等腰三角形时，会给人以乳房外扩、两乳房间距增大的感觉。

　　同时，乳头间距较远的底边长的等腰三角形，看起来要比腰边长的等腰三角形更匀称。

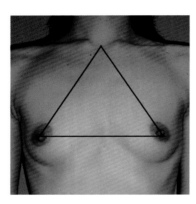

●**正三角形**

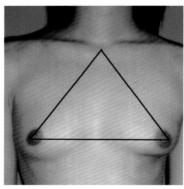

●**底边长的等腰三角形**

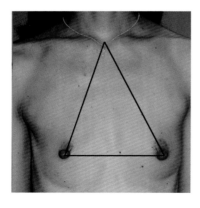

●**腰边长的等腰三角形**

图 2-2　胸骨切迹 – 乳头三角（SN–N 三角）的 3 种类型

■乳房下皱襞（N-IMF）

　　从乳头（N）开始到乳房下皱襞的平均距离为 6cm，按照其长度将其分为 4 种类型：长型、正常型、短型和缺如型（图 2-3）。

　　当乳头高于乳房下皱襞时乳房位置正常；当乳头和乳房下皱襞等高或乳头位置低于乳房下皱襞时，可诊断为乳房下垂。

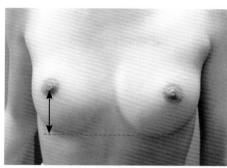

●**长型**：大于 6cm

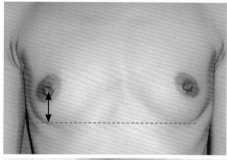

●**正常型**：6cm

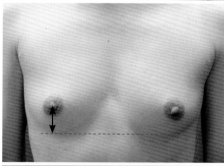

●**短型**：小于 6cm

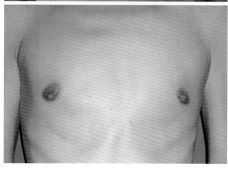

●**缺如型**：乳房下皱襞缺如

图 2-3　乳房下皱襞

■**根据乳头、乳晕、乳房下缘、乳房下皱襞的位置关系进行分类（图2-4）**

● **轻度下垂**：乳头、乳晕与乳房下皱襞高度相同

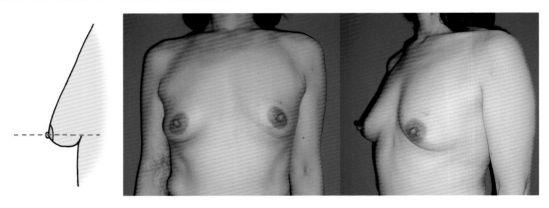

● **中度下垂**：乳头、乳晕位置高于乳房下皱襞，乳房下缘在乳房下皱襞下方

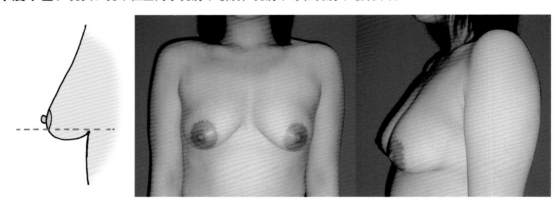

● **重度下垂**：乳头、乳晕与乳房下缘均位于乳房下皱襞下方

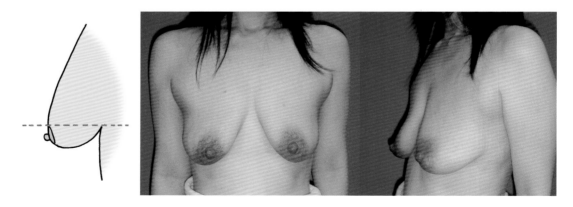

图 2-4 根据乳头、乳晕、乳房下缘、乳房下皱襞的位置关系进行分类

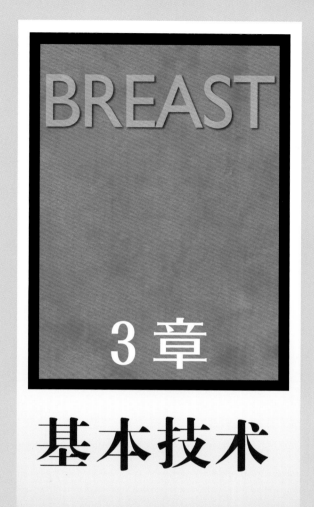

BREAST

3章

基本技术

Basic Techniques

1 术前告知与知情同意

虽然乳房整形手术的术后很少出现感染、乳房位置异常等严重并发症，但是对于术后可能引起的变化和异常情况必须在术前进行充分告知。

■需要重点交待的事项

任何手术之后都会出现肿胀。对于隆乳手术，术后还会发生水肿。特别是对于在胸大肌下植入假体的患者，即使术中和术后的出血很少，也会因肌肉的肿胀而使乳房产生胀满感。乳房的体积可能达到最初植入假体后的 1.5 倍，这种情况即使术后放置引流管或穿紧身衣进行压迫也不能完全避免。这一点就像平时缺少运动的人一旦运动后，次日早起会出现腿脚酸软一样。为此，可以在拆线后洗澡时进行按摩，一般可逐渐恢复正常。

日本大多数患者对隆乳术的要求是"不希望乳房变得太大"。因此，如果不对患者进行事先说明，术后患者会对乳房的大小和坚硬胀满的感觉感到意外，并认为乳房过大。而实际上植入假体后乳房的大小需要 3 个月后才能达到稳定状态。因此，术后 3 个月内，不能因乳房大小而进行二次手术。

■乳头感觉异常

常有隆乳术后乳头感觉过敏的情况发生，多在采用乳房下皱襞切口后出现。乳头本身是极为敏感的部位，隆乳术后会变得更为敏感。临床上可以见到触碰胸罩感到疼痛或是 T 恤衬衫摩擦产生疼痛等敏感的症状。其原因可能是由于假体刺激第 4 肋间神经外侧皮支造成的，一般在术后 1~2 个月可自行消失。

与上述情况相反，部分患者在隆乳术、胸部上提术或巨乳缩小术后会发生乳头感觉减退或消失。这种情况最多见于隆乳术后，特别是经腋窝入路假体植入术后。其原因可能是因为在进行剥离操作时损伤了第 3~第 5 肋间神经前内侧支。第 3~第 5 肋间神经前内侧支和外侧皮支从肌肉层走行，交叉成网状向乳头、乳晕区皮肤穿出。手术操作中若不慎损伤了这些神经分支，会造成乳头、乳晕感觉减退或消失。

在腋窝处做切口时，第 2 肋间神经（肋间臂神经）受损也很常见，损伤后可能引起乳房外侧的疼痛。

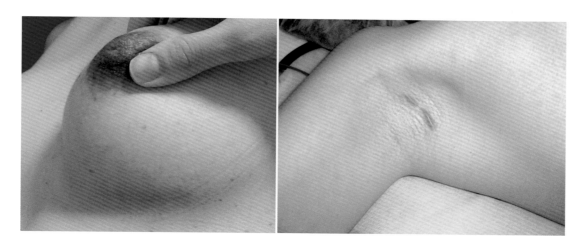

图 3-1-1 瘢痕

■瘢痕（图 3-1-1）

目前对于假体植入的切口选择，尚无统一的国际标准。日本的整形美容医师大多从腋下做切口植入假体。在欧美国家，大多数的整形美容医师都选择在乳房下皱襞处切开后植入假体，也有选择在乳晕处做切口者，但选择在腋窝处做切口者较为少见。

通常情况下，白种人术后创口色素沉着率较低，瘢痕不易增生。相比腋窝区域，乳房下皱襞处的瘢痕更容易操作，可以通过精细的整形外科缝合并采取防止瘢痕增生的方法预防和治疗瘢痕，一般 3~6 个月后瘢痕变得不明显。若缝合不良，加之患者上肢运动频繁，可导致瘢痕增生肥厚。术前需要向患者告知，在术后有 3~6 个月的局部制动时间。

■包膜挛缩（图 3-1-2）

包膜挛缩的形成与植入假体的情况（种类、材料和大小）、术后出血程度和炎症程度等因素有关。例如，对于体形偏瘦而希望植入较大体积假体的患者，由于分离腔隙大，组织损伤较大，因此更容易发生包膜挛缩。

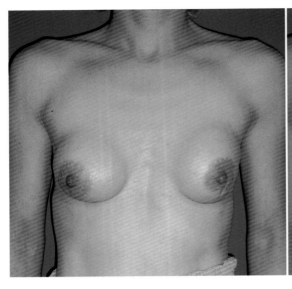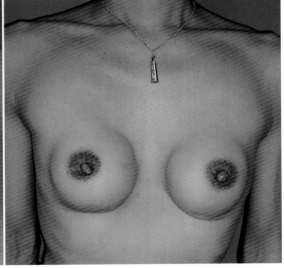

包膜挛缩 Baker Ⅲ 级　　　　　　　　包膜挛缩 Baker Ⅲ 级

图 3-1-2 包膜挛缩

包膜挛缩 Baker 分级标准：

　　Ⅰ级：乳房柔软，形态正常。

　　Ⅱ级：乳房形态正常，但触之质硬。

　　Ⅲ级：从外观可看出乳房变形、发硬。

　　Ⅳ级：乳房发生球状变形。

　　在临床上，Ⅳ级多伴有疼痛。Ⅱ级以下可以通过按摩改善，Ⅲ级以上为包膜切开术（capsulotomy）的适应证。包膜组织血运丰富，切开包膜后会引起出血，积血残留会造成感染和新的包膜挛缩，因此术中需要彻底止血。

■皮肤皱褶

　　应用含生理盐水的假体行隆乳术后，在站立位时，由于重力的作用，生理盐水向下方移动，假体上方出现皱褶，在皮肤表面可以见到，一般在卧位时不明显。常见于体形较瘦、皮肤较薄的患者。为了纠正这种现象，常需要在假体内注射一定量的生理盐水，但是注射之后有可能产生乳房坚硬、胀满之感。

　　应用硅胶假体隆乳时，由于某些品牌假体材料性能的原因，内容物较柔软，在站立位时也可能产生变形，引起皮肤出现皱褶的情况。还可能由于假体上方发生折叠而出现变形的情况。

2 假体选择和术后形态预测

　　首先要根据基本测量点来测量乳房的基本形态，然后根据皮肤的松弛程度、胸部轮廓、胸骨切迹－乳头三角、乳房下皱襞的位置等情况进行分析，预测隆乳术后患者乳房的变化，再根据患者的期望，选择假体。

■ 皮肤组织量和松弛程度（图 3-2-1）

　　隆乳术是通过植入假体的方法来增大局部组织量，因此假体外被覆皮肤的状态会影响手术的效果。

　　在皮肤张力适度和组织量适当的情况下，皮肤位置会随植入假体的形状而相应地调整，术后效果稳定。在皮肤过多的情况下，部分皮肤无法与假体完全贴合，产生多余的部分，易发生假体向乳房前表面突出或乳头与假体位置分离的情况。皮肤量不足时，可以出现透见植入假体的形状，常见的原因是由于剥离范围不足，假体从设计位置上偏出。

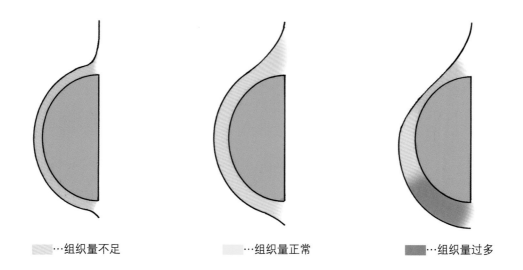

■…组织量不足　　　　　■…组织量正常　　　　　■…组织量过多

图 3-2-1 根据组织量和松弛程度预测术后形态

■胸部轮廓

由于胸部轮廓的不同特点，隆乳术后可能发生不同的变化。这种差异会随乳房体积增大、量的增多，变得更为明显。同时，在皮肤松弛程度不足时，这种差异也会更加明显（图3-2-2）。

·在胸部轮廓为凸出型时，隆乳手术会使乳房外侧更为外扩和突出，内侧乳沟变浅，乳房间距离增大。

·在胸部轮廓为扁平型时，隆乳后乳房外扩和向内侧隆起较容易平衡。

·在胸部轮廓为凹陷型时，乳房向外侧的变化较少，但是从乳房下皱襞开始，乳房向内侧突起明显。有时会出现两侧乳房整体相邻的感觉，乳沟变得明显。

●凸出型

●扁平型

●凹陷型

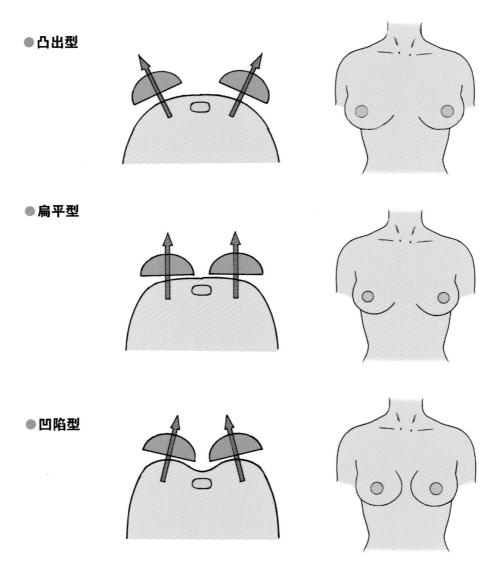

图 3-2-2 根据胸廓类型预测术后形态

■**胸骨切迹 – 乳头三角（SN–N 三角）（图 3–2–3）**

隆乳术后乳头位置的变化对术后效果起到至关重要的作用。乳房本身的突出方向随胸廓的形态而改变，同时乳头的位置也受到乳房突出方向的影响，因此术前评估非常重要。

假体中点位于乳头处时，如果胸廓为凸起型，则乳头间距离有扩大的倾向；胸廓为扁平型时，乳头间距离保持不变或略增大；胸廓为凹陷型时，乳头间距离变小。

乳头上下方向的变化随皮肤的松弛程度、乳头与乳房下皱襞间距离的改变而改变。对于皮肤松弛程度不足的患者，乳头位置有上升的趋势；对于皮肤量多余的患者，乳头位置有下降的趋势。

●**凸出型**

●**扁平型**

●**凹陷型**

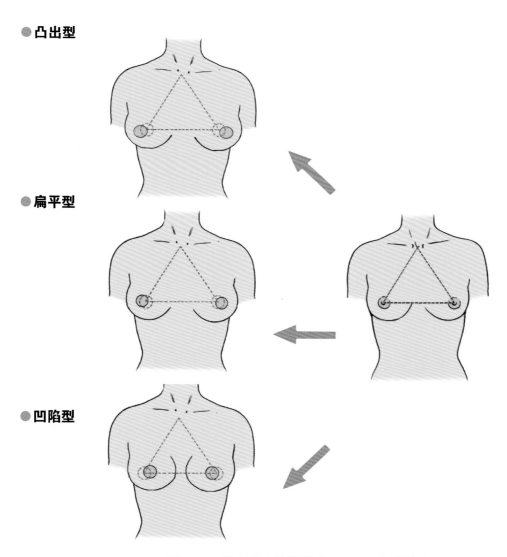

图 3–2–3 胸部轮廓的类型对 SN–N 三角的影响

■ 根据胸部轮廓和胸骨切迹 – 乳头三角，预测隆乳术后的变化及其对策

● 凸出型胸廓伴 SN–N 呈正三角（图 3–2–4）

　　由于乳头和乳房均有向外侧移动的倾向，当植入较大的假体时应注意对称性的变化。同时要注意不要使双侧乳房下皱襞内侧最高点间距（IMD）过大。如果胸部轮廓近似于这种形状，应选用解剖型假体。

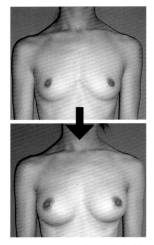

图 3-2-4 凸出型胸廓伴
SN-N 呈正三角

● 凸出型胸廓伴 SN–N 呈腰边长三角形（图 3–2–5）

　　这类乳房多有下垂倾向，要注意防止其向外侧突出。大多数患者选择解剖型假体，术后效果良好，但是在乳房存在萎缩时可选用圆形假体，术后也可以取得良好效果。术后如果发生乳房和乳头位置外移，将破坏胸部的整体平衡。

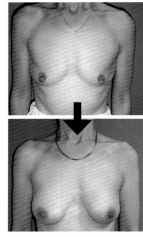

图 3-2-5 凸出型胸廓伴
SN-N 呈腰边长三角形

● 凸出型胸廓伴 SN–N 呈底边长三角形（图 3–2–6）

　　在这类患者中，原本就有外扩倾向的乳头和乳房在术后有更为明显的外扩倾向，因此要避免假体过大，而且术后 IMD 必然增大。临床上可以选用圆形或者低突型解剖型假体。

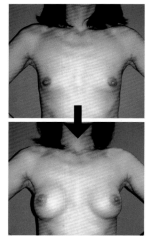

图3-2-6凸出型胸廓伴
SN-N呈底边长三角形

●扁平型胸廓伴 SN-N 呈正三角形（图 3-2-7）

这种类型的患者，乳头和乳房位置基本不会发生改变。若皮肤量充足，即使选用大尺寸的假体，术后效果也会非常好。只要患者胸大肌均匀，则不必担心侧面形态的问题，可以选择圆形或者近圆形的解剖型假体。

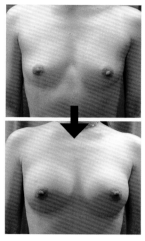

图 3-2-7 扁平型胸廓伴 SN-N 呈正三角形

●扁平型胸廓伴 SN-N 呈腰边长三角形（图 3-2-8）

这种类型的患者乳房和乳头的位置很少发生改变，侧面观也大多自然，可以选择圆形假体。对于皮肤松弛程度不足的患者，为了突出胸部侧面的形状，选择解剖型假体更好。

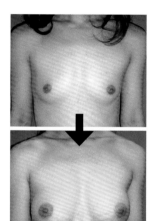

图 3-2-8 扁平型胸廓伴 SN-N 呈腰边长三角形

●扁平型胸廓伴 SN-N 呈底边长三角形（图 3-2-9）

如果放置假体时以乳头为中心，则乳房距离增大，IMD 过大。可以将假体放置于乳头稍外侧处，术后效果较好。

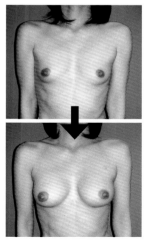

图 3-2-9 扁平型胸廓伴 SN-N 呈底边长三角形

●凹陷型胸廓伴 SN-N 呈正三角形（图 3-2-10）

这一类型患者的乳房向内侧隆起，容易使"乳沟"过于明显。乳房和乳头有向内侧聚拢的倾向。想维持胸部整体的匀称十分困难，可以少量增大乳房体积，效果较好。

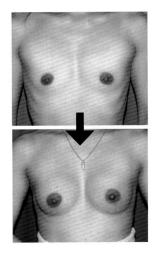

图 3-2-10 凹陷型胸廓伴
SN-N 呈正三角形

●乳房下皱襞

乳房下皱襞长度正常时可以常规操作。对于乳房下皱襞较长的患者，隆乳术会使乳房下皱襞进一步增大。对于乳房下皱襞过短的患者，如果剥离不充分则容易造成假体的上移。对于合并乳房下垂的患者，仅仅依靠隆乳术很难达到满意的效果，乳房斜坡处会出现向上的隆起，导致乳房形态不自然，最好联合进行乳房上提术。

●胸大肌与乳房的交界线

需要注意胸大肌与乳房交界区的连续性。对于胸大肌发达的患者，乳房斜坡处很容易显现假体的轮廓，对于此类患者选择解剖型假体较好。

28

3 乳房假体的种类

　　乳房假体有多种类型，可以根据乳房的形态、大小和患者的要求对乳房假体进行分类。

■形态

　　假体根据形态可分为解剖型假体和圆形假体。

　　同时，根据假体突度的不同，每个乳房假体公司都有多种假体（图 3-3-1）。

　　假体还可以根据突度分为：高突度型、正常突度型和低突度型 3 种。

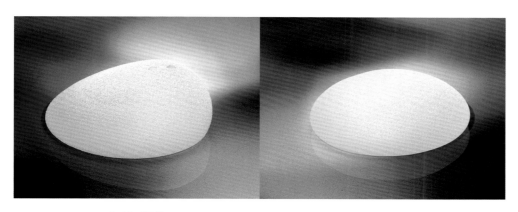

解剖型假体　　　　　　　　　　　圆形假体

图 3-3-1 乳房假体的形态

■表面加工性能

　　根据表面加工后的性能不同，乳房假体可以分为毛面型和光面型 2 种（图 3-3-2）。

　　毛面型假体的表面存在凹凸不平的纹理，就像在皮肤表面进行 Z 成形术或 W 成形术后不易引起组织挛缩一样。毛面型假体与光面型假体相比，术后不易发生包膜挛缩。临床实践还发现，植入毛面型假体后形成的包膜厚度薄且质地软。同时，在经腋窝或乳晕区切口行假体植入时，切口与乳房的位置间存在一定距离，而光面型假体表面光滑，容易滑动，因此使用光面型假体更易于进行假体植入的操作。

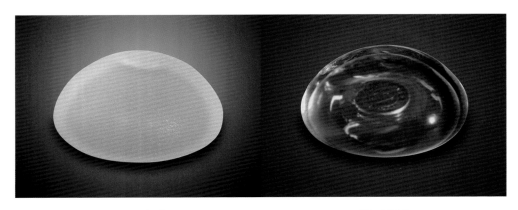

毛面型假体   光面型假体

图 3-3-2 乳房假体的表面加工性能

■**内容物**

常见乳房假体的内容物包括高黏性软硅凝胶、果冻状硅凝胶、生理盐水和水凝胶等几种（图 3-3-6）。

高黏性软硅凝胶，属于柔软的有黏性硅凝胶，其质地较果冻状硅凝胶硬。果冻状硅凝胶虽然较软，但其柔软度也远远大于自然的乳房组织。由于高黏性硅胶有一定的硬度，因此切口一般较长，但是其在假体破损、内容物外流等方面的安全性较其他假体优势并不明显。

生理盐水假体虽然在质感上明显不如硅胶假体，但其优点在于，在没有内容物的情况下，可将生理盐水假体折叠缩小后进行植入，植入后再注入生理盐水使其膨胀，其手术切口是所有假体中最小的（图 3-3-3）。但是生理盐水假体易在机械性压力、气压等外力作用下发生破损、变形。同时无论是生理盐水假体还是果冻状硅胶假体，其内容物均为液体，在取站立位时，内容物会向下移动，假体上方向下弯曲反折（图 3-3-4），形成褶皱（波纹状），对于前胸处软组织较薄的患者更为明显。

宣传介绍"水凝胶假体优于其他内容物假体"的广告和杂志随处可见，但从法国开始，欧洲各国已经逐渐停止使用水凝胶假体。以水凝胶为内容物的假体对人体的影响尚不明确，并不是像广告中所说，"即使内容物外漏也可随尿液排出体外"。由于除此之外，水凝胶假体还存在其他问题（图 3-3-5），因此欧洲全境几乎都禁止了水凝胶假体的应用。对此，日本美容外科学会（JASA）的主页和厚生劳动省的主页有详细的说明。

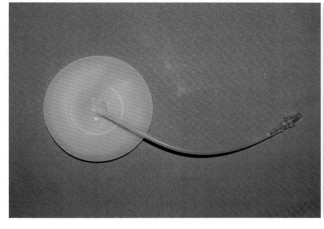
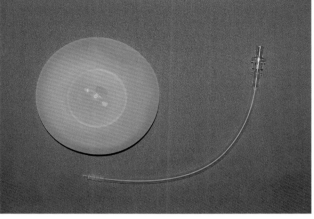

植入时连接连接管　　　　　　　　　　　　　　植入后拔除连接管

图 3-3-3 生理盐水假体

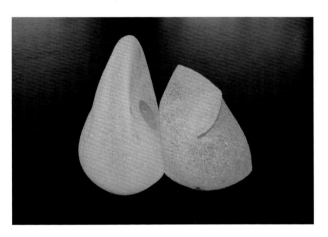
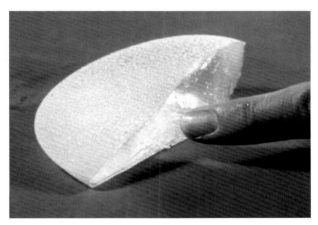

果冻状硅凝胶假体发生反折　　　　　　　　　　高黏性硅凝胶假体的横断面

图 3-3-4 假体的内容物

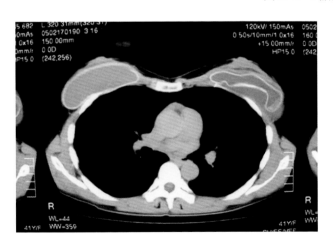

图 3-3-5 水凝胶假体破损后的 MRI 图像

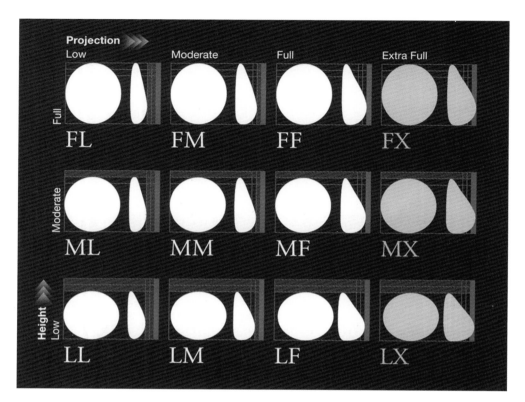

艾尔建公司生产的高黏性软硅胶假体

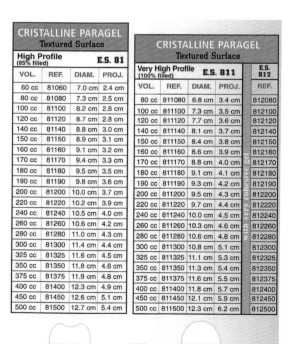

CRISTALLINE PARAGEL Textured Surface			
High Profile (85% filled)			**E.S. 81**
VOL.	REF.	DIAM.	PROJ.
60 cc	81060	7.0 cm	2.4 cm
80 cc	81080	7.3 cm	2.5 cm
100 cc	81100	8.2 cm	2.6 cm
120 cc	81120	8.7 cm	2.8 cm
140 cc	81140	8.8 cm	3.0 cm
150 cc	81150	8.9 cm	3.1 cm
160 cc	81160	9.1 cm	3.2 cm
170 cc	81170	9.4 cm	3.3 cm
180 cc	81180	9.5 cm	3.5 cm
190 cc	81190	9.8 cm	3.6 cm
200 cc	81200	10.0 cm	3.7 cm
220 cc	81220	10.2 cm	3.9 cm
240 cc	81240	10.5 cm	4.0 cm
260 cc	81260	10.6 cm	4.2 cm
280 cc	81280	11.0 cm	4.3 cm
300 cc	81300	11.4 cm	4.4 cm
325 cc	81325	11.6 cm	4.5 cm
350 cc	81350	11.8 cm	4.6 cm
375 cc	81375	11.9 cm	4.8 cm
400 cc	81400	12.3 cm	4.9 cm
450 cc	81450	12.6 cm	5.1 cm
500 cc	81500	12.7 cm	5.4 cm

CRISTALLINE PARAGEL Textured Surface				
Very High Profile (100% filled)		**E.S. 811**		E.S. 812
VOL.	REF.	DIAM.	PROJ.	REF.
80 cc	811080	6.8 cm	3.4 cm	812080
100 cc	811100	7.3 cm	3.5 cm	812100
120 cc	811120	7.7 cm	3.6 cm	812120
140 cc	811140	8.1 cm	3.7 cm	812140
150 cc	811150	8.4 cm	3.8 cm	812150
160 cc	811160	8.6 cm	3.9 cm	812160
170 cc	811170	8.8 cm	4.0 cm	812170
180 cc	811180	9.1 cm	4.1 cm	812180
190 cc	811190	9.3 cm	4.2 cm	812190
200 cc	811200	9.5 cm	4.3 cm	812200
220 cc	811220	9.7 cm	4.4 cm	812220
240 cc	811240	10.0 cm	4.5 cm	812240
260 cc	811260	10.3 cm	4.6 cm	812260
280 cc	811280	10.6 cm	4.8 cm	812280
300 cc	811300	10.8 cm	5.1 cm	812300
325 cc	811325	11.1 cm	5.3 cm	812325
350 cc	811350	11.3 cm	5.4 cm	812350
375 cc	811375	11.6 cm	5.5 cm	812375
400 cc	811400	11.8 cm	5.7 cm	812400
450 cc	811450	12.1 cm	5.9 cm	812450
500 cc	811500	12.3 cm	6.2 cm	812500

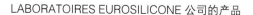

LABORATOIRES EUROSILICONE 公司的产品

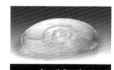

Smooth Round Moderate Plus Profile

Smooth Round Moderate *Plus* Profile, Cohesive I™

Vol.	Diam.	Proj.	Catalog #	Sterile Sizer*
100 cc	8,2 cm	2,7 cm	350-1001 BC	350-1001S
125 cc	8,9 cm	2,8 cm	350-1251 BC	350-1251S
150 cc	9,5 cm	2,9 cm	350-1501 BC	350-1501S
175 cc	10,0 cm	3,1 cm	350-1751 BC	350-1751S
200 cc	10,5 cm	3,2 cm	350-2001 BC	350-2001S
225 cc	10,9 cm	3,3 cm	350-2251 BC	350-2251S
250 cc	11,3 cm	3,4 cm	350-2501 BC	350-2501S
275 cc	11,7 cm	3,5 cm	350-2751 BC	350-2751S
300 cc	12,0 cm	3,6 cm	350-3001 BC	350-3001S
325 cc	12,3 cm	3,8 cm	350-3251 BC	350-3251S
350 cc	12,5 cm	3,9 cm	350-3501 BC	350-3501S
375 cc	12,8 cm	4,0 cm	350-3751 BC	350-3751S
400 cc	13,1 cm	4,0 cm	350-4001 BC	350-4001S
450 cc	13,6 cm	4,2 cm	350-4501 BC	350-4501S
500 cc	14,1 cm	4,3 cm	350-5001 BC	350-5001S
550 cc	14,6 cm	4,5 cm	350-5501 BC	350-5501S
600 cc	15,0 cm	4,6 cm	350-6001 BC	350-6001S
700 cc	15,8 cm	4,9 cm	350-7001 BC	350-7001S
800 cc	16,5 cm	5,1 cm	350-8001 BC	350-8001S

* One-time use only; do not resterilize.

曼托（MENTOR）公司的产品

图 3-3-6 不同品牌假体各种型号一览表

4 手术入路

选择手术入路时需要综合考虑乳房的形态、患者本人的意愿等因素。

例如，乳房下皱襞切口在手术时间和术中止血的确切程度方面优于其他方法。

■切口部位（图 3-4-1）

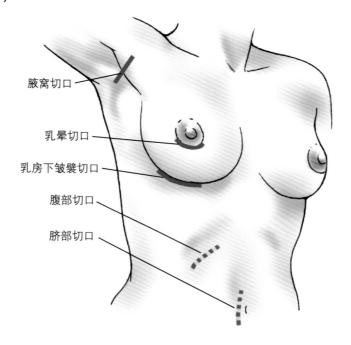

腋窝切口

乳晕切口

乳房下皱襞切口

腹部切口

脐部切口

图 3-4-1 不同的切口入路

乳房下皱襞切口：适用于体积较大的假体、毛面型假体和解剖型假体。

腋窝切口：适用于光面型假体和圆形假体。

乳晕切口：适用于乳晕较大者。

腹部切口和脐部切口：日本目前没有使用。

■假体植入的层次

假体的植入层次可以分为肌肉筋膜下植入和乳腺下植入 2 种（图 3-4-2）。

一般来说，对于皮肤松弛严重、乳房下垂明显的患者，在进行隆乳术时，最好选用乳腺下植入的方法。但是由于近年来乳腺癌的发病率增加，在进行钼靶检测时假体位于胸大肌下方更为安全。虽然有文献报道，在乳腺下方植入假体时更容易发生包膜挛缩，但是其发生也与假体植入时的操作、假体种类等因素有关，不能据此确定哪种植入层次更好。

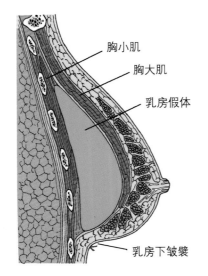

（a）经乳房下皱襞入路行胸大肌下假体植入

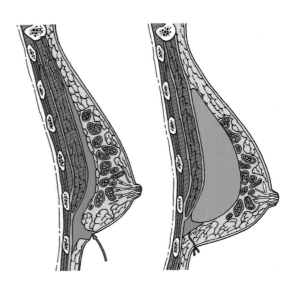

（b）经乳房下皱襞入路行乳腺下假体植入

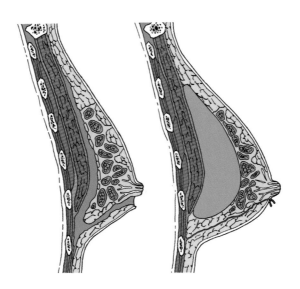

（c）经乳晕入路行乳腺下假体植入

图 3-4-2 假体植入的层次

5 乳房下皱襞切口隆乳术

●**适应证：适用于所有的患者。**

●**手术方法**

1. 局部麻醉

在切开前应用含肾上腺素的利多卡因溶液沿切口处及剥离区域进行充分的局部麻醉。这样不仅可以收缩血管，减少术中出血，还可以减轻术后的疼痛。

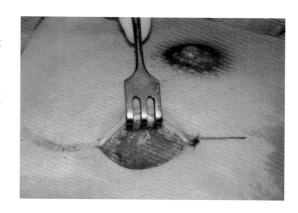

图 3-5-1 切开皮肤，显露皮下组织和筋膜层

2. 切口设计

在乳房下皱襞处做切口时，由于假体植入后乳房体积增大，乳房下皱襞位置会向下移动。

因此在设计切口时，切口线应位于原乳房下皱襞下方 0.5 ~ 1.0cm 处（图 3-5-1）。

切口长度需根据植入假体的大小和种类来决定。如果使用生理盐水假体时，可以将假体折叠变小，因此切口仅需 3 ~ 4cm 即可。

如果使用 M 形和 F 形的高黏性软硅凝胶时，切口长度只要 5cm 即可。如果勉强采用小切口进行手术，为了保证术中显露充分，需要用拉钩用力牵拉创缘，可能形成创伤性瘢痕或色素沉着。

即使切口稍长，如果严格地进行整形外科缝合，瘢痕不会十分明显，因此不能盲目地追求小切口。

3. 切开

切开皮肤、皮下组织，显露胸大肌筋膜。切开胸大肌筋膜（图 3-5-2），在胸大肌下植入假体时，用电刀切开胸大肌筋膜和胸大肌，其间需凝固由肋间发出的穿支血管。

> （^-^）有文献报道，采用电刀和双极电凝进行切开，术后疼痛较轻。

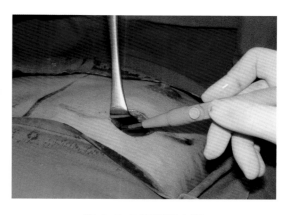

图 3-5-2 切开胸大肌

4. 在胸大肌深面进行剥离

由于胸大肌深面存在可以用手进行剥离的层次，因此剥离时可以采用手或剥离器进行剥离（图 3-5-3）。从乳房下皱襞进行剥离时，可以保证术中视野清晰，止血确切。剥离范围不要超过植入假体的底面积过多。剥离至上方时需谨慎进行，如果上方的剥离范围不充分，则术后植入假体的上缘明显可见，同时还易引起包膜挛缩。采用钝性剥离的方法出血较少，但需要在剥离后进行彻底止血。

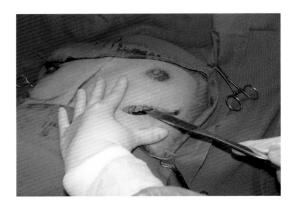

图 3-5-3 沿胸大肌深面进行剥离

5. 假体的植入

术者更换手套，去除手套上的滑石粉后，打开假体的包装。除术者外，其他人不要触摸假体。采用解剖型假体时，随假体的回旋移动，乳房形态会发生变化，植入时应注意假体的方向。大多数假体会在假体的正下方进行标记（2 个圆点），将标记处横向 90° 放置进行植入，一边逆时针方向旋转假体一边将假体植入腔隙（图 3-5-4）。最终以圆点方向和 N-IMF 一致为基准，假体就位完成。确认假体的周围，特别是皮肤切口两侧是否有线性牵拉或凹凸不平。

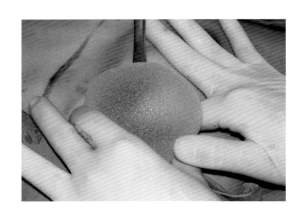

图 3-5-4 植入假体

6. 关闭创口

缝合前，再次确认假体的两个圆点位于乳头、乳晕的垂直正下方（图3-5-5）。确认假体完全被浅筋膜覆盖后，用可吸收线缝合浅筋膜。采用可吸收线缝合皮下，尼龙线缝合皮肤（图3-5-6）。

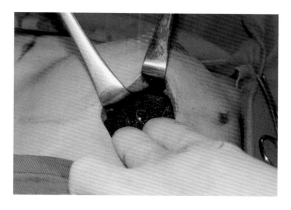

图 3-5-5 确认植入假体的位置

7. 包扎

由乳房下皱襞进行假体植入时出血量很少，如果进行过度的压迫反而容易造成假体的变形和移位。因此，术后在切口上方轻轻放置纱布，随后沿乳房下皱襞向上用较小压力包扎即可。

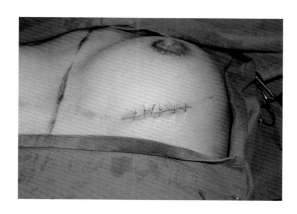

图 3-5-6 缝合

● **本术式的优点、缺点和注意事项**

本术式是所有手术方法中最简单的一种。术中出血少，剥离容易，手术时间短。只有一个缺点，术后短期内（3~6个月）瘢痕明显，期间在裸露身体时可见较为明显的隆乳术后瘢痕。这一点与欧美患者不同，因此亚洲患者常因这一缺点而无法接受这一术式。但是事实上，本术式的术后瘢痕并没有比胸罩留下的压痕更明显，而且常用方法在腋窝处留下的瘢痕在穿着无袖衣物时也可能非常明显。但是目前还不能改变亚洲患者所坚持的"腋下瘢痕不明显"的观点。

● **预后和术后不适感的应对**

即使患者对术后乳房大小不满意，也不要在3个月内进行二次手术。由于本术式采用胸大肌下植入假体，胸大肌被拉伸，术后有可能出现胸部运动的不适感。术后即刻还会产生紧绷感，待局部肿胀消退后紧绷感会自然减轻。

6 腋窝切口隆乳术

● **适应证**：**适用于乳房较小，乳房间距离较大的患者，适用于植入光面型假体、圆形假体。**
● **手术方法**

1. 切口设计

沿腋窝皱襞设计切口线。切口长度基本与乳房下皱襞切口相同，具体长度根据植入物的种类和大小决定。采用生理盐水假体时，切口3cm即可。采用高黏性软硅凝胶时，由于与乳房下皱襞切口相比，腋窝切口距离乳房有一段距离，为了确保术野清晰，一般需适当延长切口。

2. 切开

切开皮肤、皮下组织，剥离至胸大肌外侧缘（图3-6-1）。

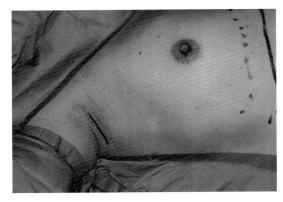

图 3-6-1 使用手术刀进行切开

3. 切开胸大肌筋膜

切开胸大肌筋膜，显露胸大肌（图3-6-2）。在胸大肌深面向内侧剥离。初始时可用手指沿胸大肌和胸小肌间进行剥离。当用手指剥离困难时，可使用剥离器剥离至胸大肌起始部位的突出处。此时注意不要损伤走行于乳房内侧的胸内动脉交通支，不要强行剥离至胸骨附近。在乳房外侧区进行广泛剥离。采用电凝的方法对交通支进行彻底的止血，形成假体植入的腔隙。剥离至术前标记的乳房下皱襞处，沿乳房

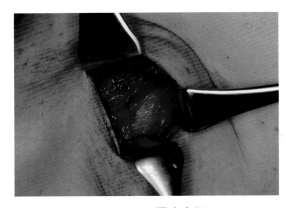

图 3-6-2 显露胸大肌

下皱襞投影处切断胸大肌。如果不切断胸大肌，则胸大肌会压迫假体的下半部分，引起假体的上移和变形。需要沿设计线切开乳房下皱襞处的肌肉。

4. 植入假体

与乳房下皱襞切口隆乳术相比，本术式中假体的移动距离较长，随着移动，假体可能发生旋转，乳房的形态会发生变化，因此需要特别注意假体的方向。

5. 放置引流，关闭创口

由于剥离并非在直视下进行，充分止血和留置负压引流装置可增加手术的安全性。采用可吸收线缝合皮下，尼龙线缝合皮肤（图3-6-3）。

6. 包扎

由腋窝处植入假体时，假体容易向上方移动变形。为此，需要压迫胸部上部2周以上。早期压迫可使用绷带或弹力绷带，后期可穿着弹力衣，1个月内禁止穿着胸罩。

● 本术式的优点、缺点和注意事项

本术式如果未在内镜辅助下应用时，剥离是在盲视下进行，术后出血和假体的移动都是需要考虑的问题。术后可能因内出血而引起包膜挛缩，或由于剥离的不均匀导致左右假体位置不同。目前亚洲的整形外科医师大多采用腋窝切口进行假体植入，这一点与欧美国家不同。

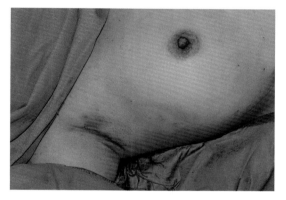

图3-6-3 缝合

■**隆乳手术常用的特殊器械**

在进行隆乳手术时，应用以下器械更有利于手术的进行（图 3-6-4）：

（1）剥离器（回旋铲形剥离器、曲棍球形剥离器）。

（2）圆形拉钩。

（3）带光源皮拉钩：价格较内镜便宜，可以保证术野明亮。

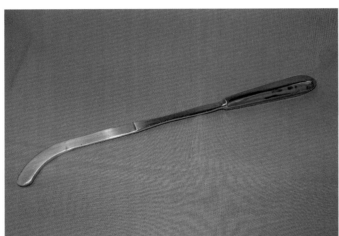

回旋铲形剥离器

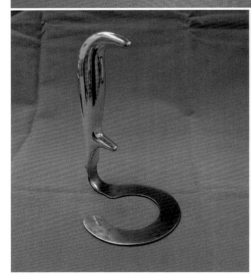

圆形拉钩

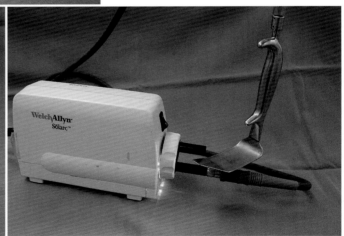

带光源皮拉钩

图 3-6-4　隆乳术常用的特殊手术器械

7 术后处置

■按摩

按摩时间根据植入假体的种类而有所不同。在一般情况下，光面型假体需要进行较长时间的按摩。如果不进行按摩，包膜易向假体方向挛缩。进行按摩后，可使假体在各个方向都呈现出自然的形态。

毛面型假体原则上不需要进行按摩。特别是使用解剖型假体时，不恰当的按摩会使假体旋转，导致乳房形态改变。

术后如有少量积血，不建议进行按摩，可在洗澡时针对局部进行热水浴，以促进其吸收。在胸大肌下植入假体时，常会出现乳房肿胀的情况，适度的热水浴可以快速消肿。

在发生包膜挛缩时，在 Baker Ⅱ级以下时，可以采用局部按摩的方法，通常可以破坏包膜组织，恢复正常的形态。对于 Baker Ⅲ或Ⅲ级以上的包膜挛缩，多需要进行针对包膜的手术治疗。

■假体破损

隆乳术植入的假体为人工产品，可能发生各种风险和并发症。其中，假体破损是最严重的并发症。关于假体破损的危害，最有代表性的是 20 世纪 90 年代在美国出现的硅胶假体纠纷的报道。为此，在术前一定要就此签署相关的知情同意书。

如果使用的是生理盐水假体，即使发生渗漏，由于渗出的是生理盐水，所以相对安全。但是一旦破损，假体在短期内体积会明显缩小，无法恢复原有的形状，隆乳区出现凹陷，愈合后乳房发生明显的形态改变，乳头和乳晕的位置也会发生变化。即使进行修复手术，难度也要高于一期隆乳手术。

如果内容物为硅胶假体，一旦发生破损，在体积逐渐变小的同时，会发生局部肿胀、发红等类似感染的炎症症状。表面皮肤逐渐变薄，部分漏出的硅凝胶会导致皮肤出现瘀斑、变性等表现。

8 关于硅胶假体

上文中我们曾提到，在 20 世纪 90 年代，由于美国出现较多的硅胶假体纠纷，因此假体隆乳术曾经一度进入低靡的时期。在此之后，虽然假体无许可证，但是希望隆乳的患者络绎不绝，因此在以中国台湾地区、韩国等地为中心的亚洲其他地区，非法走私假体横行，被称为"假体黑市"。这些产品比正规厂家生产的产品粗制滥造，甚至有的产品消毒不严格，严重影响了假体隆乳术的声誉，并涉及医疗安全，是否使用这些产品也涉及医师的医德问题。

在日本，即使某些假体尚未取得厚生劳动省的药事审批，根据个人进口制度，提交医师从业许可等必要证明文件，之后获得厚生劳动省的进口许可，就可以进口患者必需的部分产品，这是合法获得假体的基本途径。同时规定中也明确写明，所有责任均由使用进口假体的医师负责，绝对不允许出现做完手术后不负责任的情况。术前必须明确告诉患者术后需要定期随访，在一定程度上减少了患者对术后效果不满意的现象。

假体制造公司都是外资企业，由于在日本需求量非常大，所以这些公司会通过日本的进口代理商，推荐给应用者。

2006 年 11 月，美国 FDA 对于 22 岁以上希望隆胸的患者，批准了曼托（Mentor）和艾尔建（Allergan）两大生产厂家的圆形硅胶假体的使用。这些假体比高黏性软硅胶材料更柔软。作为批准的条件是，必须在术后 10 年期间进行随访和每隔几年要进行 MRI 检查（表 3-8-1）。

高黏性软硅胶材料比获批准的凝胶状硅胶假体更硬，黏性更大，虽然泄漏的可能性小，但其应用的历史较短，为了观察其长期的疗效，需要每一年进行 1 次随访，随访时采用触诊、超声、MRI 检查等确认假体是否有破损。

使用非高黏性软硅胶材料的凝胶状硅胶假体时，有可能发生材料外渗或漏出，引起凝胶扩散，可以观察到凝胶材料通过包膜向周围组织扩散的现象。除此之外，还可以观察到几十年前施行的隆乳术病例发生异物肉芽肿、变形、不协调、变色等现象（图 3-8-1）。但完全消除这些现象极为困难，只能在一定的范围内予以消除。

为了追求柔软性，同时考虑到成本，笔者建议应用凝胶状硅胶假体。

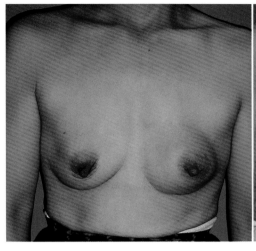

凝胶漏出后引起的变形　　　　　　　凝胶渗出后引起的变色

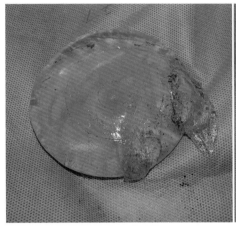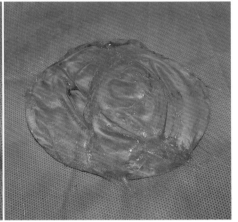

破损的硅凝胶假体

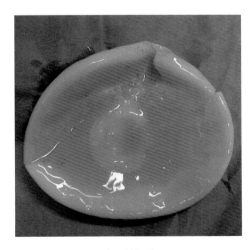

破旧的假体

图 3-8-1 硅凝胶假体的破损

表 3-8-1 FDA 批准硅凝胶隆乳假体的条件

（不同部分采用红字和下划线表示）

条件	Allergan（原 Inamed）公司	Mentor 公司
针对产品	Styles 10、15、20、40、45、110、115、120	Moderate Profile Style 7000, High Profile Style 4000, Moderate Plus Profile Style 8000
1. 批准后的主要临床试验	持续 10 年的主要研究评估，并且需补充以下内容： （1）在置入假体 7 年和 9 年后，以非假体隆乳术患者为对照，进行乳房磁共振检查 （2）对于未进行二次假体置入的摘除假体患者进行 10 年的随访观察 （3）在本试验的第 5 年和第 10 年以及 FDA 认为的必要时间点，由医师记录患者的临床所见	持续 10 年的主要研究评估，并且需补充以下内容： （1）在置入假体 6 年、8 年和 10 年后，以非假体隆乳术患者为对照，进行乳房磁共振检查 （2）对于未进行二次假体置入的摘除假体患者进行 10 年的随访观察 （3）在本试验的第 5 年和第 10 年以及 FDA 认为的必要时间点，由医师记录患者的临床所见
2. 大规模批准后的临床试验	除主要研究之外，以下的临床试验要在批准后 90 天以内实施 （1）患者数： 硅胶凝胶假体组：39 390 例。 生理盐水假体组（对照组）：19 605 例 （2）观察项目：局部并发症；结缔组织病及其相关症状和体征；神经系统疾病及其相关症状和体征；对生育、哺乳、癌症、自杀倾向、乳房 X 线片（钼靶成像）等的影响；MRI 检查后的完整率和破损率 （3）问卷调查数据的收集方法和时间：每年采用网络、电子邮件、电话等形式对患者进行一次问卷调查；在术后 1 年、4 年、10 年就局部并发症对医师进行问卷调查 （4）在本试验的第 5 年和第 10 年以及 FDA 认为的必要时间点，由医师根据患者的临床所见向 FDA 提交报告 （5）分 4 期每半年提交以下报告（直到 FDA 认为没有必要提交为止）： i) 参加试验组和对照组的患者数 （对照组为生理盐水假体组） ii) 按功能和次数细分患者数 （包括初次美容隆乳组、二次美容隆乳组、初次乳房再造组、二次乳房再造组） iii) 按人种和民族细分患者数 iv) 所有参加研究患者的最终研究完成率 v) 对于预定随访患者的随访率 研究最初 2 年，每 6 个月，之后每年应就以下进展状况进行报告： i) 与最初预定参加的患者相比，实际参加患者的情况 ii) 与最初预定参加患者的人种和民族分布状况相比，实际参加患者的情况 iii) 患者以及医疗器械的详细收支 iv) 有关试验观察项目的概要 v) 患者不适合试验或未入组的理由	除主要研究之外，以下的临床试验要在批准后 90 天以内实施 （1）患者数： 硅胶凝胶假体组：41 900 例 生理盐水假体组（对照组）：1 000 例 （2）观察项目：局部并发症；结缔组织病及其相关症状和体征；神经系统疾病及其相关症状和体征；对生育、哺乳、癌症、自杀倾向、乳房 X 线片（钼靶成像）等的影响；MRI 检查后的完整率和破损率 （3）问卷调查数据收集方法和时间：每年采用网络、电子邮件、电话等形式对患者进行一次问卷调查；在术后 1 年、4~6 年、9~10 年就局部并发症对医师进行问卷调查 （4）在本试验的第 5 年和第 10 年，以及 FDA 认为的必要时间点，由医师根据患者的临床所见向 FDA 提交报告 （5）分 4 期每半年提交以下报告（直到 FDA 认为没有必要提交为止）： i) 参加试验组和对照组的患者数 （对照组为生理盐水假体组） ii) 按功能和次数细分患者数 （包括初次美容隆乳组、二次美容隆乳组、初次乳房再造组、二次乳房再造组） iii) 按人种和民族细分患者数 iv) 所有参加研究患者的最终研究完成率 v) 对于预定随访患者的随访率 研究最初 2 年，每 6 个月，之后每年应就以下进展状况进行报告： i) 与最初预定参加的患者相比，实际参加患者的情况 ii) 与最初预定参加患者的人种和民族分布状况相比，实际参加患者的情况 iii) 患者以及医疗器械的详细收支 iv) 有关试验观察项目的概要 v) 患者不适合试验或未入组的理由

针对产品	Styles 10、15、20、40、45、110、115、120	Moderate Profile Style 7000, High Profile Style 4000, Moderate Plus Profile Style 8000
3. 医疗器械缺陷研究	如果大规模临床试验的 10 年间有假体取出的病例，需要明确其置入后不良形态的原因，需要进行相关说明，必要时需进行补充试验： （1）根据 2005 年 4 月专题会议上所提出的问题，对医源性缺陷进行进一步评价 （2）明确是否与手术器械损伤有关及发生的时间 （3）明确缺陷是否与手术有关 （4）如有锐性破裂孔，需明确其原因 （5）明确手术细节（如切口大小）与假体破裂的关系 根据医师的临床所见进行文件记录和修改	如果大规模临床试验的 10 年间有假体取出的病例，需要明确其置入后不良形态的原因，需要进行相关说明，必要时需进行补充试验： （1）根据 2005 年 4 月专题会议上所提出的问题，对医源性缺陷进行进一步评价 （2）明确是否与手术器械损伤有关及发生的时间 （3）明确硅胶的局部应激反应与缺陷的关系 （4）明确手术细节（如切口大小）与假体破裂的关系 根据医师的临床所见进行文件记录和修改
4. 重点实验组试验	有关美容隆乳患者和乳房再造患者重点试验的实施和记录 由独立小组根据批准文件对试验内容及患者的反应进行记录。试验最终结束后，根据临床所见，由医师提交本试验报告书的补遗和修正版文件	有关美容隆乳患者和乳房再造患者重点试验的实施和记录 由独立小组根据批准文件对试验内容及患者的反应进行记录。试验最终结束后，根据临床所见，由医师提交本试验报告书的补遗和修正版文件
5. 患者知情同意	为取得患者的知情同意，必须使患者充分了解研究相关的信息和已批准的治疗方案 其目的是使患者充分了解研究的内容，事先获得相关的知识，知晓本研究采用假体的相关风险及其他信息，最终需要患者和医师均签名同意。为了保证这一过程有效地发挥作用，每年将随机选出 50 名医师，并对此项内容完成情况进行调查，直到 FDA 认为没有必要为止。此项调查结果必须及时向 FDA 反馈。此项内容作为医师培训的一环，需要在研究前进行专项培训	为取得患者的知情同意，必须使患者充分了解研究相关的信息，并展示已批准的治疗方案 其目的是使患者充分了解研究的内容，事先获得相关的知识，知晓本研究采用假体的相关风险及其他信息，最终需要患者和医师均签名同意。为了保证这一过程有效地发挥作用，每年将随机选出 50 名医师，并对此项内容完成情况进行调查，直到 FDA 认为没有必要为止。此项调查结果必须及时向 FDA 反馈。此项内容作为医师培训的一环，需要在研究前进行专项培训
6. 补充临床试验 (Adjunct Study)	根据艾尔建补充临床试验 –Allergan Adjunct Study P910044 设计，目前开始随访期为 5 年的临床试验，暂时停止纳入新患者	根据曼托补充临床试验 –Mentor Adjunct-Study-P910037/P910038 设计，目前开始随访期为 5 年的临床试验，暂时停止纳入新患者

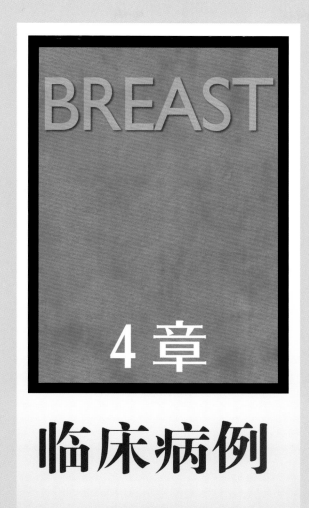

BREAST

4章

临床病例

Clinical Cases

说明：病例中所示的"凸""□""凹"指的是胸廓形状的类型，分别对应于凸出型、扁平型和凹陷型胸廓；
"△""△""△"指的是SN-N三角的类型，分别对应于等边三角形、斜边长等腰三角形和底边长等腰三角形。

凸　△

**解剖型假体
215mL**

（34岁，术后1个月）

患者评估

皮肤松弛程度：正常

N－IMF（标准值为：6cm）：正常

术前

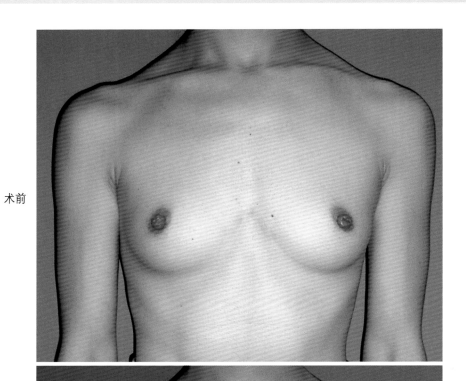

术后

点 评

　　术前患者乳房对称，胸部匀称。应用了容量为 215mL、中等高度、中等突度、形状接近圆形的解剖型假体。术后侧面观乳房圆润前翘，胸部整体形态良好。

术前

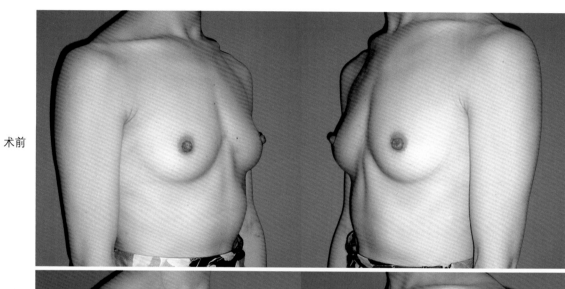

术后

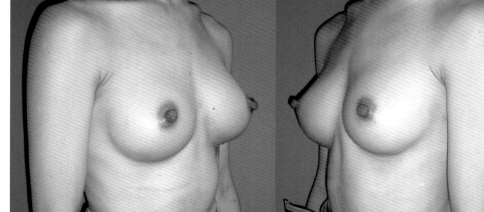

病 例
02 凸 △

**圆形假体
280mL**

（32岁，术后1年）

患者评估

皮肤松弛程度：正常

N-IMF（标准值为：6cm）：正常

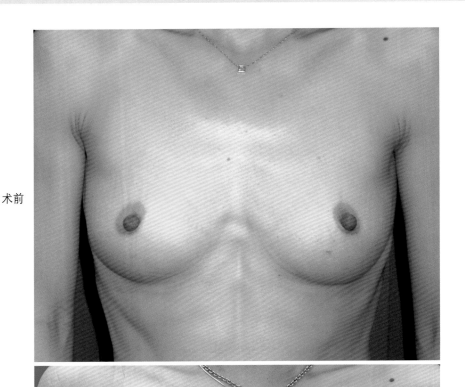

术前

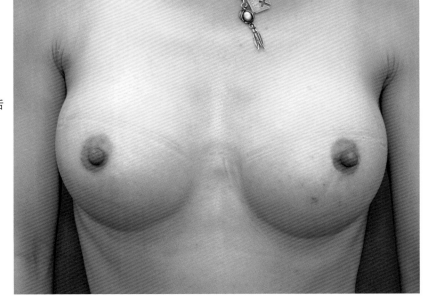

术后

点评

    患者术前 N-IMF 正常，胸部形态匀称。应用 280mL 圆形假体，对于患者来说如果假体体积过大，必然会破坏原乳房的匀称外观。术后乳头间距略大，正面观和侧面观形态良好。

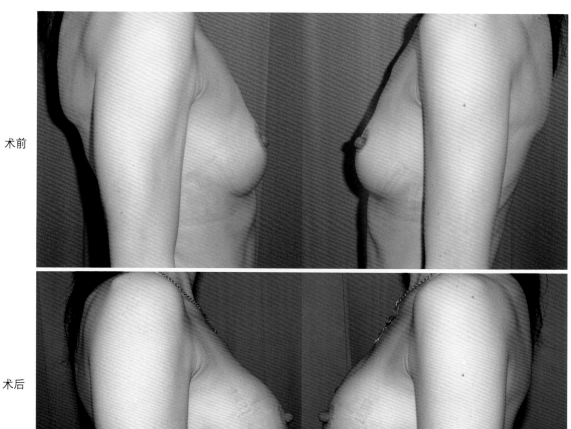

术前

术后

患者评估

皮肤松弛程度：正常

N-IMF（标准值为：6cm）：大于标准值

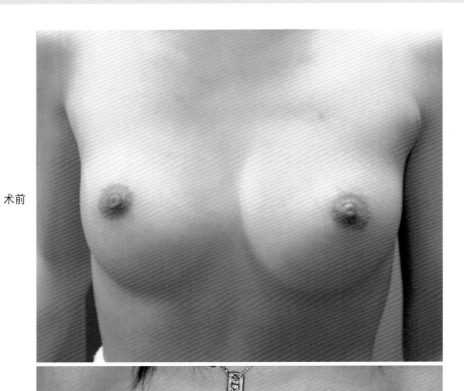

术前

术后

点评

患者术前 N-IMF 较长。应用 200mL 假体后 N-IMF 进一步加长，侧面观略显不自然。

术前

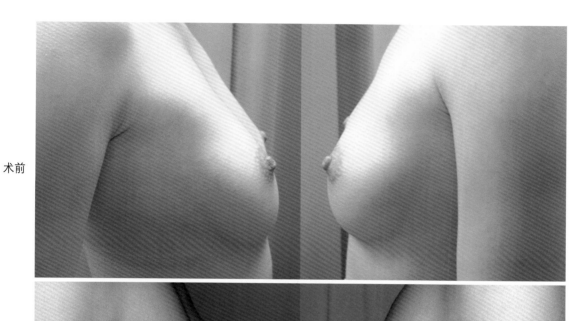

术后

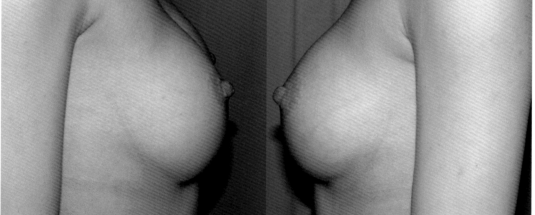

患者评估

皮肤松弛程度：正常

N-IMF（标准值为：6cm）：小于标准值

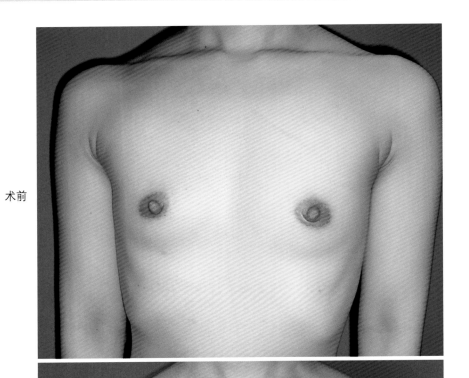

术前

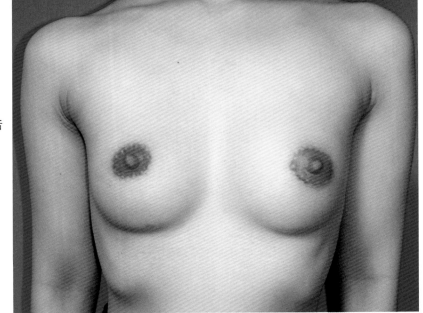

术后

点评

　　患者胸大肌发达，IMF 不明显，N-IMF 距离较短。应用 140mL 圆形假体，术后乳头变化不明显，N-IMF 略延长，尚在可接受的范围之内。

术前

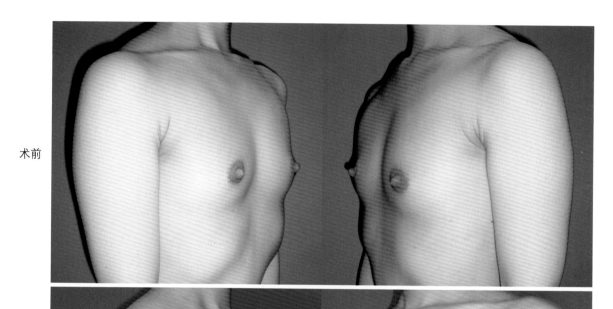

术后

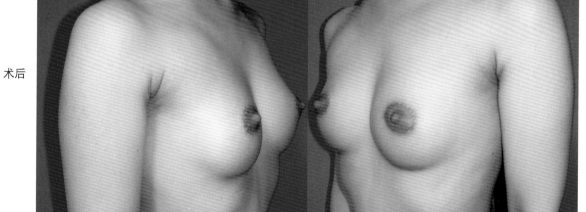

患者评估

皮肤松弛程度：不足

N−IMF（标准值为：6cm）：小于标准值

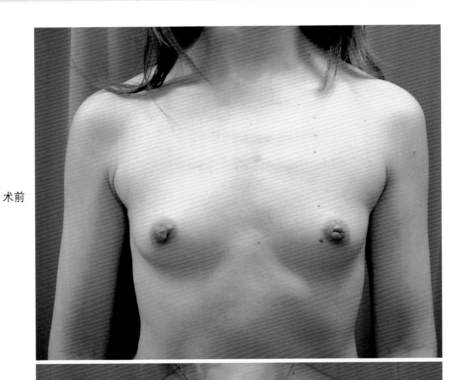

术前

 术后

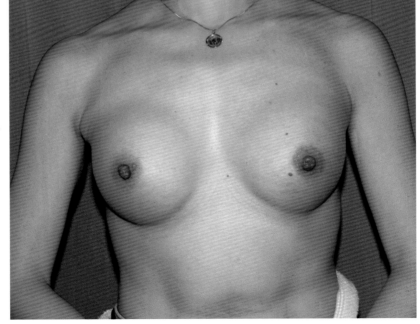

点评

术前患者 N-IMF 短，皮肤量不足。可能由于 240mL 圆形假体体积过大，患者术后侧面观产生凹陷。乳头的位置发生偏差，但尚在可接受的范围之内。

术前

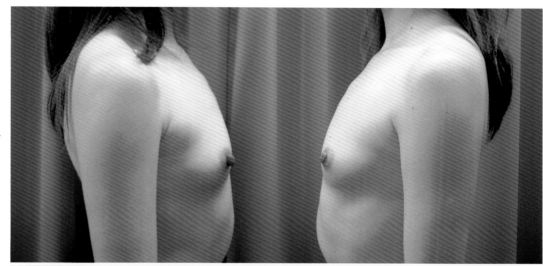

术后

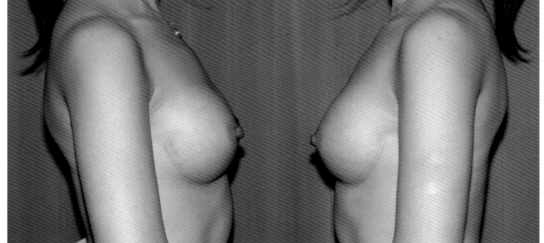

患者评估

皮肤松弛程度：不足

N－IMF（标准值为：6cm）：小于标准值

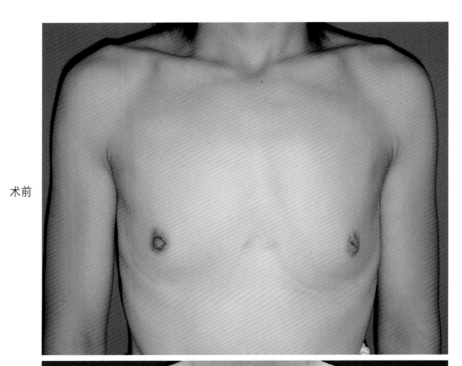

术前

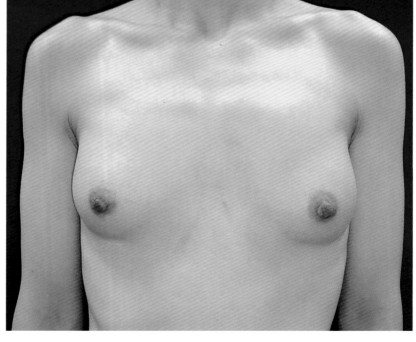

术后

06

点评

　　患者胸大肌发达，胸部侧面观不对称。在原基础上置入假体后，增加了乳房的体积，但是乳头间距进一步加大，外观不自然。

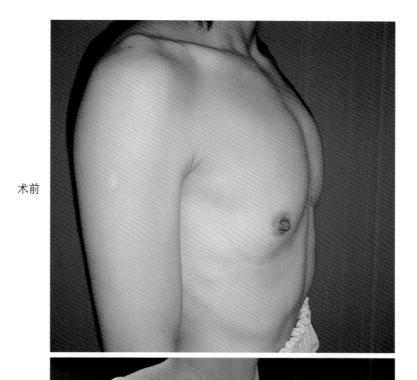

术前

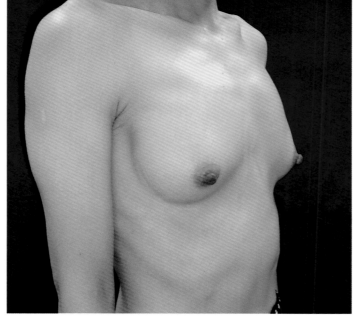

术后

病例
07 凸 Δ

圆形假体，高突
160mL

（46岁，术后1年）

患者评估

皮肤松弛程度：正常

N-IMF（标准值为：6cm）：正常

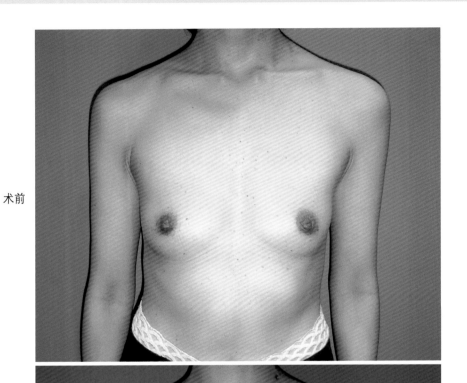

术前

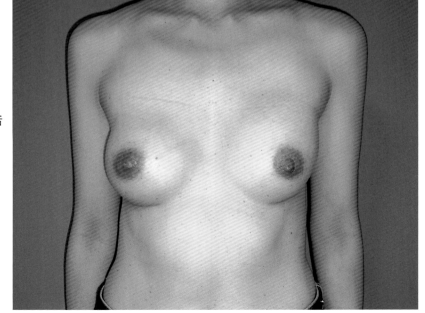

术后

07

点评

　　侧面观两侧乳房存在高度差，但形态匀称。应用了 160mL 圆形、高突假体。如果应用解剖型假体，侧面形态可能会更加圆滑，乳头间距的扩大程度可能也不会像现在这样明显。由于患者乳房形态为腰边长的等腰三角形，因此术后乳房有沿上下方向延伸之感。

术前

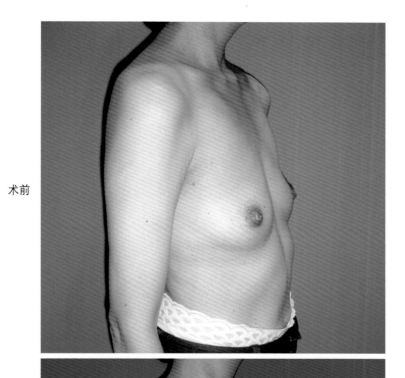

术后

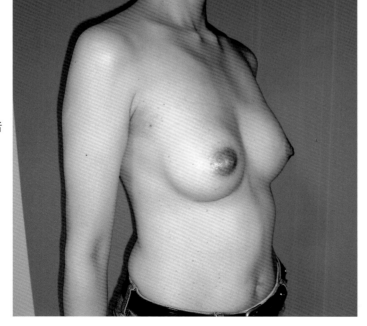

患者评估

皮肤松弛程度：冗余

N-IMF（标准值为：6cm）：小于标准值

术前

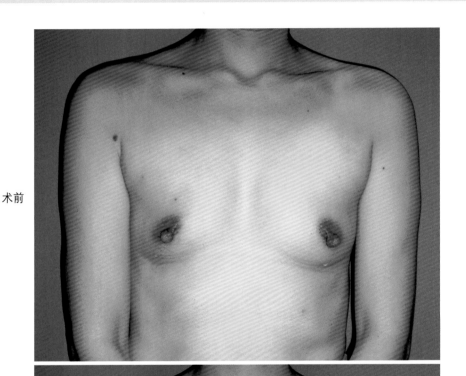

术后

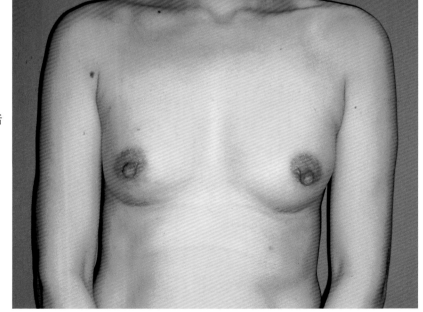

62

点评

　　术前患者 N–IMF 短，乳房腺体萎缩。术中置入 160mL 中等高度、中等突度的解剖型假体。由于患者的乳头下垂，术后 N–IMF 在视觉上看起来仍然很短，但乳房形态匀称。

术前

术后

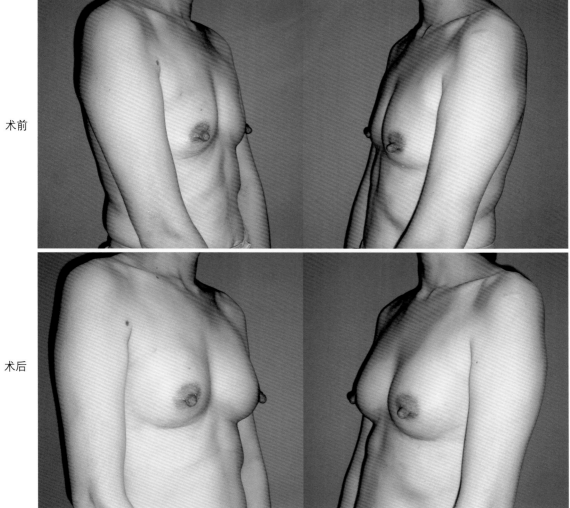

病例
09 凸 △

**圆形假体
280mL**

（32 岁，术后 7 个月）

患者评估

皮肤松弛程度：冗余

N-IMF（标准值为：6cm）：小于标准值

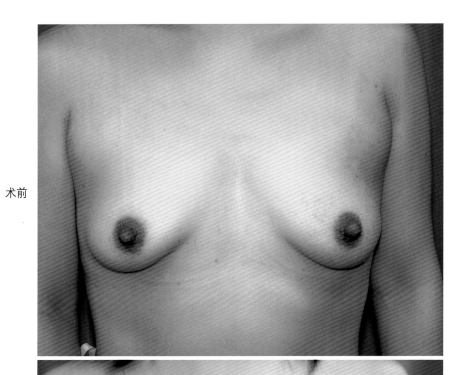

术前

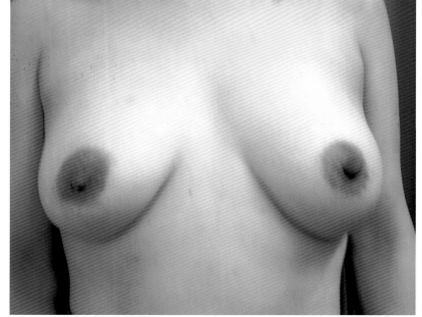

术后

64

点评

患者乳房腺体发生萎缩。置入 280mL 圆形假体，胸部向前突出的同时，胸部下垂也变得明显，但胸部整体形态对称，伴乳头间距扩大。

术前

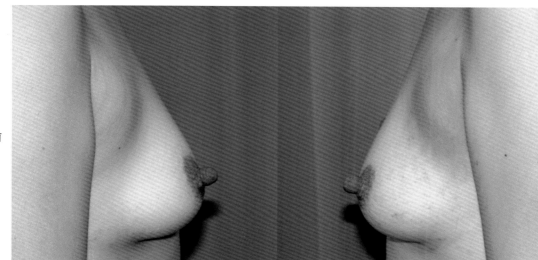

术后

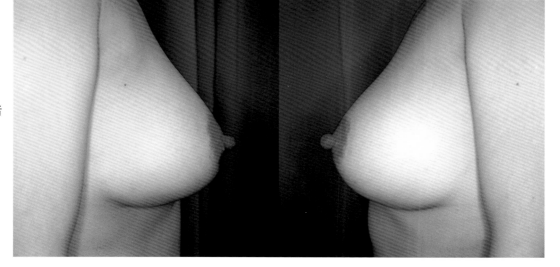

病 例 10	凸 △	圆形假体 280mL

（29 岁，术后 5 个月）

患者评估

皮肤松弛程度：冗余

N-IMF（标准值为：6cm）：小于标准值

术前

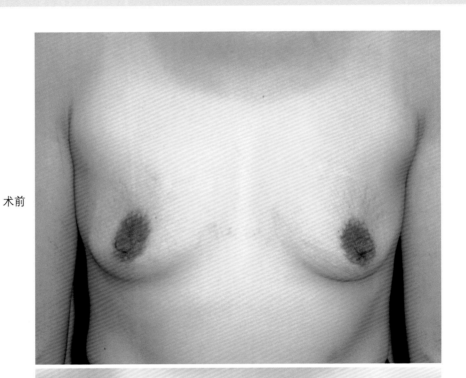

术后

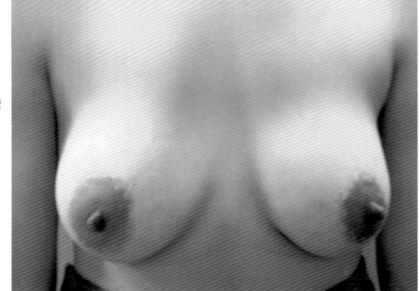

点评

　　术前患者虽然未表现出乳房下垂，但是乳腺萎缩明显，伴皮肤松弛。如果不进行乳房固定术，仅仅采用假体置入术，乳头在各个方向均会发生明显的变化。虽然术后乳房的形态不够理想，但多数患者对术后效果会表示满意。

术前

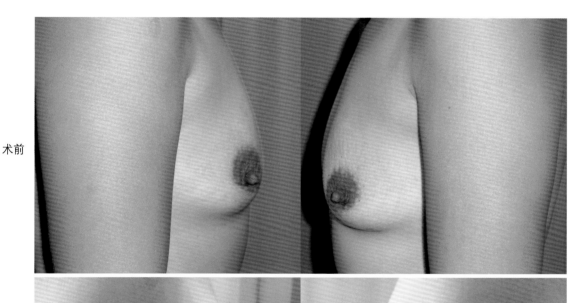

术后

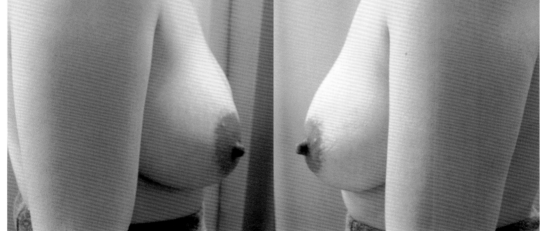

患者评估

皮肤松弛程度：冗余

N-IMF（标准值为：6cm）：小于标准值

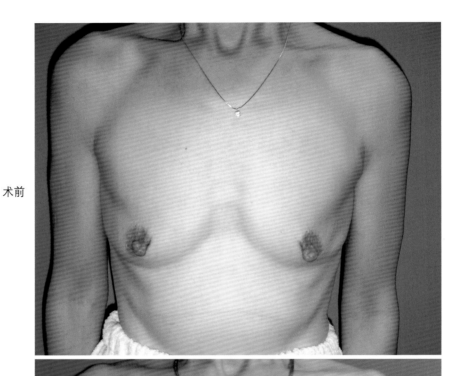

术前

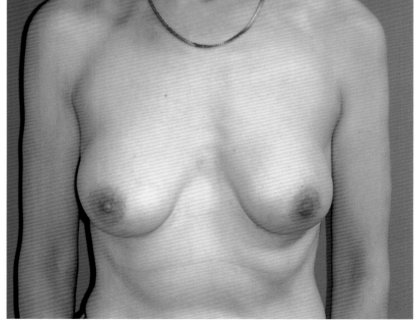

术后

点评

    患者胸大肌发达，乳腺和皮肤松弛，N-IMF 距离过短，是十分棘手的病例。术中应用 180mL 低高度、低突度的解剖型假体。术后患者胸部仍有下垂之感，但侧面观变得圆润，乳房外观与患者年龄相符，自然且匀称。

术前

术后

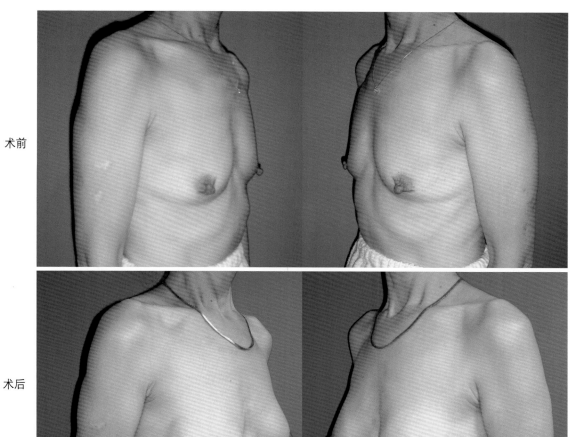

病 例 12 凸 Δ

解剖型假体，低高中突，220mL

（53 岁，术后 6 个月）

患者评估

皮肤松弛程度：冗余

N–IMF（标准值为：6cm）：正常

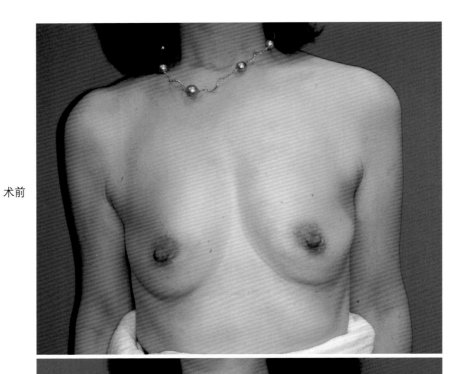

术前

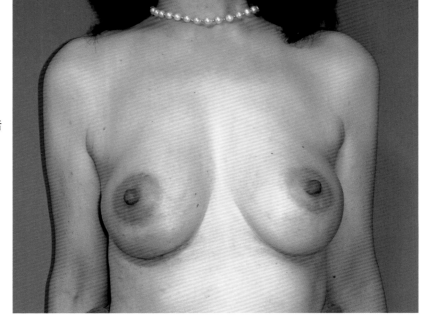

术后

点评

　　患者存在乳房腺体萎缩，但 N-IMF 距离正常。选择 220mL 低高度、中等突度的解剖型假体。需要注意的是，由于乳腺萎缩，患者胸部上方存在容积缺失，如果选择高突假体则胸部上方会呈现明显的突出。

术前

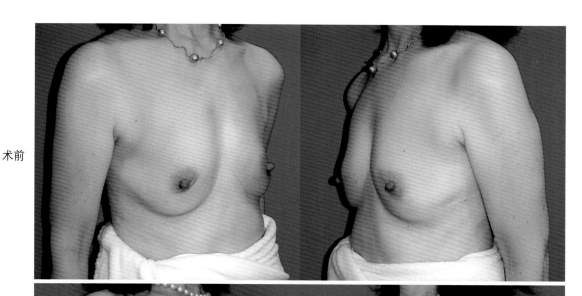

术后

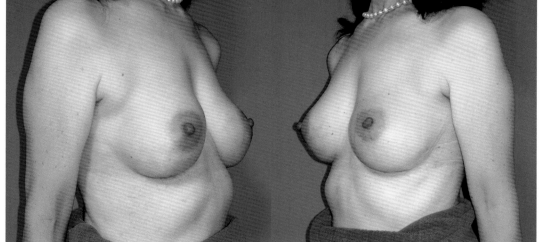

患者评估

　　皮肤松弛程度：不足

　　N-IMF（标准值为：6cm）：无

术前

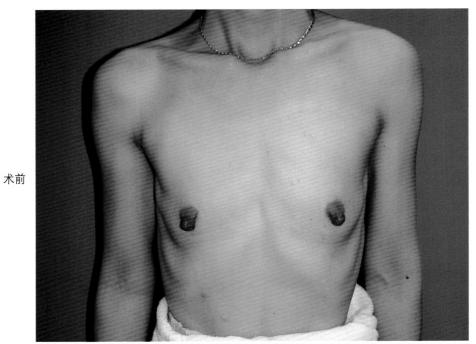

术后

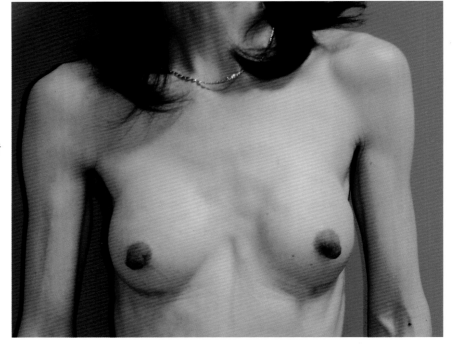

点评

患者胸部皮肤量不足，术后假体形状容易显现。

术前

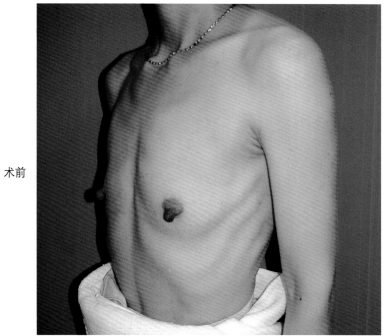

术后

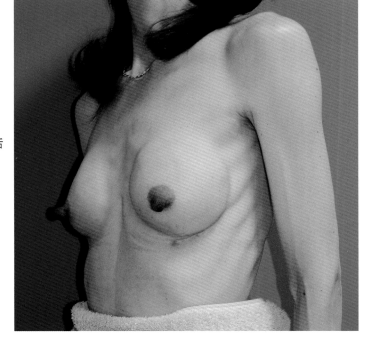

解剖型假体，中高
高突，225mL

（38 岁，术后 1 个月）

患者评估

皮肤松弛程度：正常

N-IMF（标准值为：6cm）：小于正常值

二次修复情况：包膜挛缩 Becker Ⅲ 级

术前

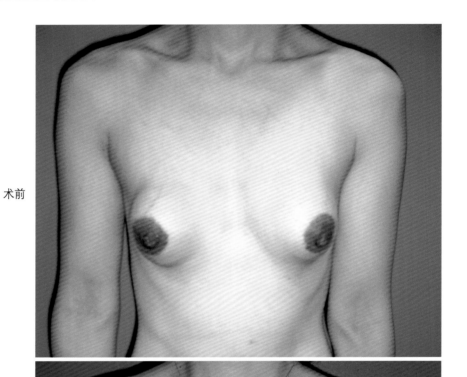

术后

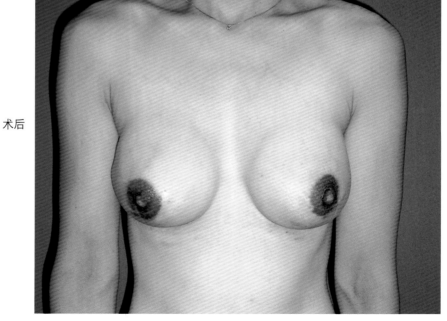

点评

　　曾置入光面圆形假体，术后出现包膜挛缩（Becker Ⅲ级）。患者自觉乳房坚硬不适，但又担心去除假体后发生乳房下垂。在去除假体后于胸大肌下置入 225mL 中高、高突解剖型假体。二次手术后乳房柔软，未再发生包膜挛缩。

术前

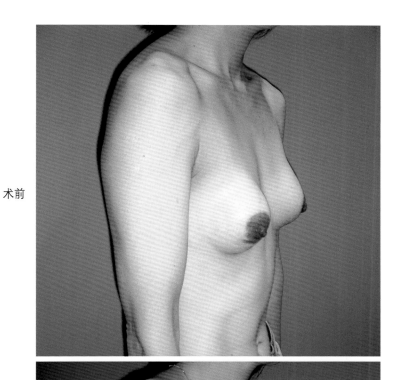

术后

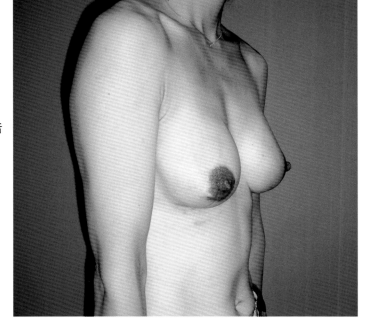

15

（34岁，术后2年7个月）

患者评估

皮肤松弛程度：正常

N-IMF（标准值为：6cm）：正常

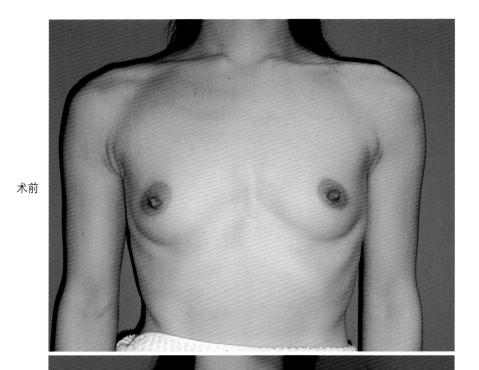

术前

术后

点评

患者要求隆胸。术中应用 250mL 全高、低突解剖型假体。解剖型假体中也有背侧较高的类型，但术后效果常不理想。正面观假体上缘不可见，侧面观也没有凹陷，但是术后乳头略有外扩。

术前

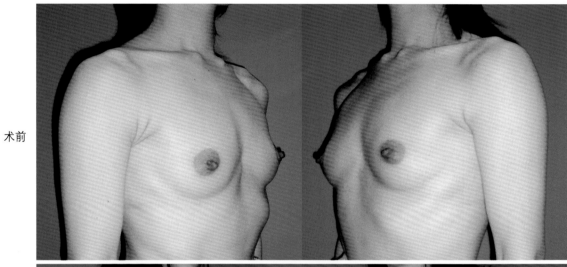

术后

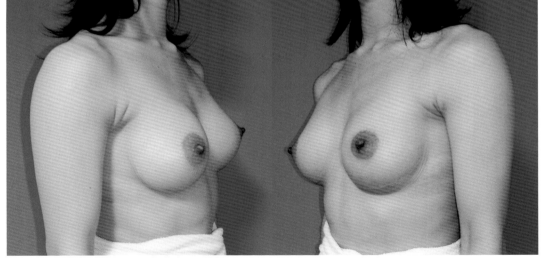

圆形假体，中高
高突，230mL

（30 岁，术后 1 年）

患者评估

皮肤松弛程度：不足

N-IMF（标准值为：6cm）：无

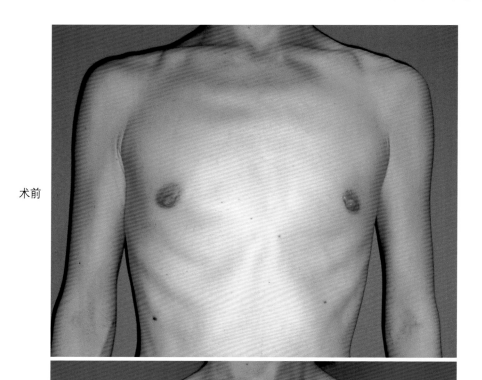

术前

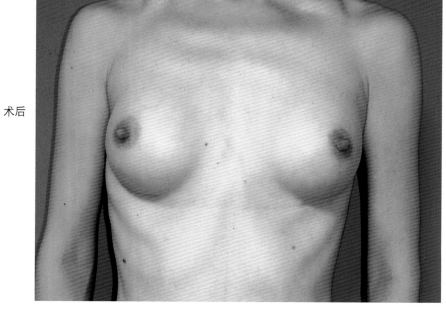

术后

点评

　　术前患者无前胸皮肤松弛，IMF 不可见，乳腺腺体少，是很难处理的病例。应用 230mL 中高、高突圆形假体。术后乳腺向外侧移位，乳沟过宽。在这种病例出现这些表现常无法避免。

术前

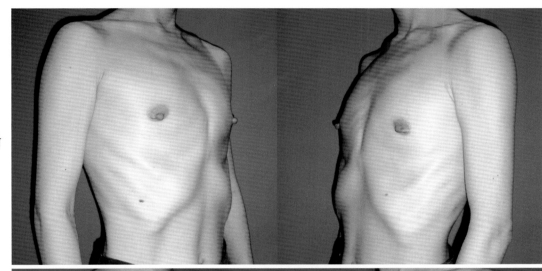

术后

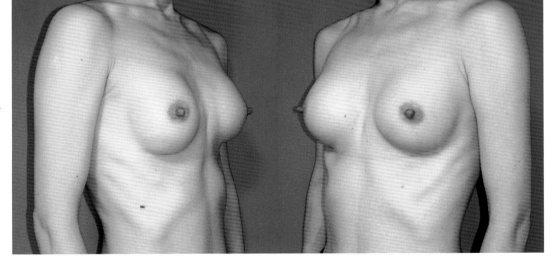

病例 17 凸 △

解剖型假体，低高中突，190mL

（31 岁，术后 2 年）

患者评估

皮肤松弛程度：不足

N-IMF（标准值为：6cm）：小于标准值

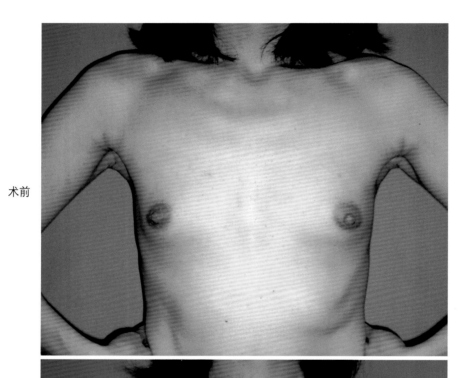

术前

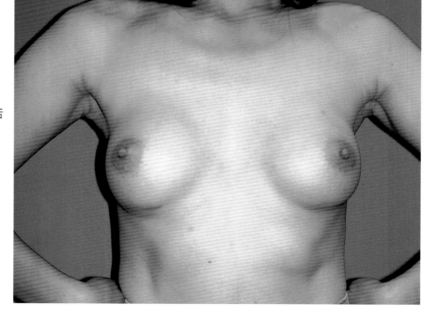

术后

点评

　　患者胸部皮肤量不足，且 N–IMF 距离过短。应用 190mL 低高、中突解剖型假体。术后乳沟过宽，外观略显不自然。

术前

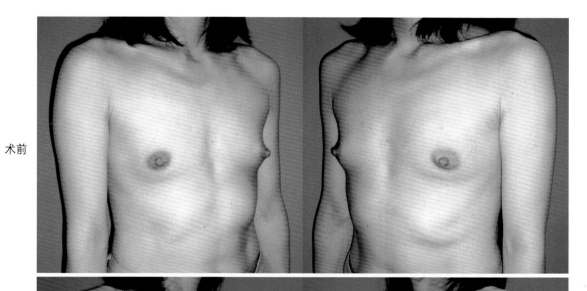

术后

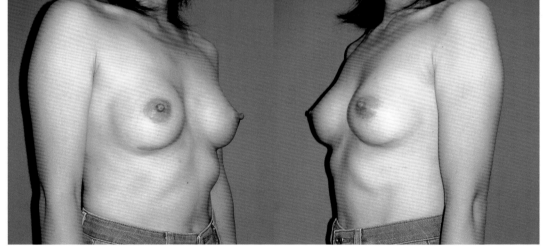

病 例
18 凸 △

解剖型假体，低高中突，190mL

（44岁，术后1年5个月）

患 者评估

皮肤松弛程度：不足

N－IMF（标准值为：6cm）：小于标准值

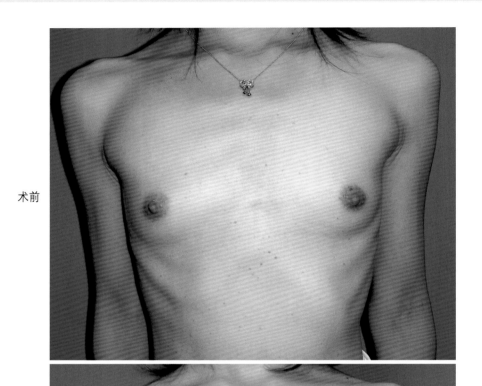

术前

术后

点评

　　患者胸部皮肤非常紧实，N-IMF 距离较短。应用 190mL 低高、中突解剖型假体，术后侧面观形态良好，但正面观乳头外展明显。

术前

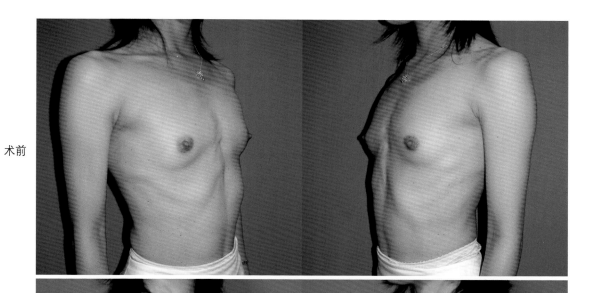

术后

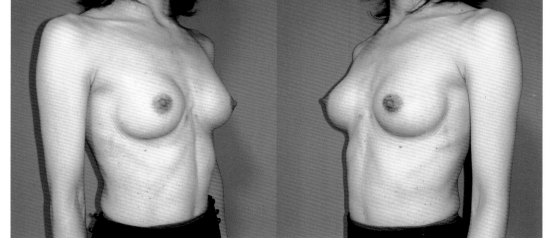

圆形假体
140mL

（24 岁，术后 2 年 3 个月）

患者评估

皮肤松弛程度：不足

N-IMF（标准值为：6cm）：正常

术前

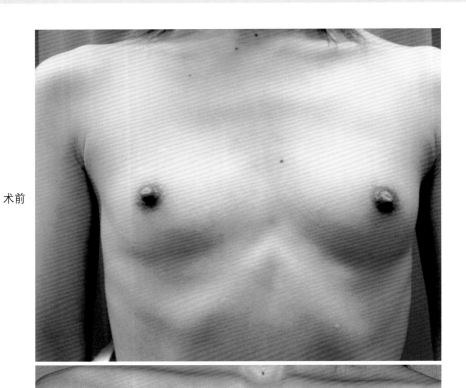

术后

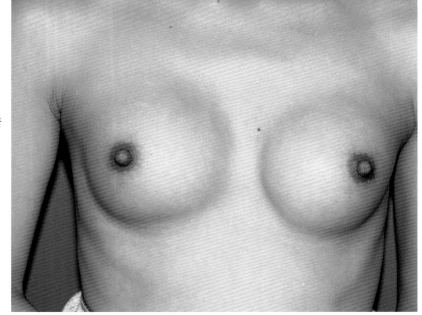

点评

　　使用圆形假体时，如果将其置于乳房区正中，则胸部形态可能并不理想，术后乳头的位置会明显外移。如果置入假体后乳头位置可以向正中线区移动，效果会更好。术后侧面观形态尚可，如果增大假体，效果可能更佳。

术前
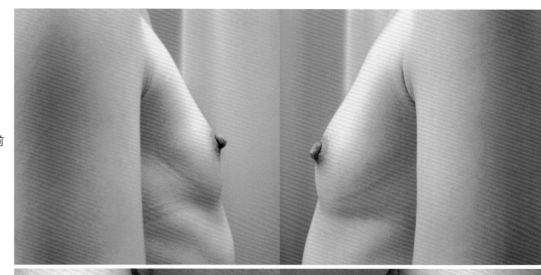

术后
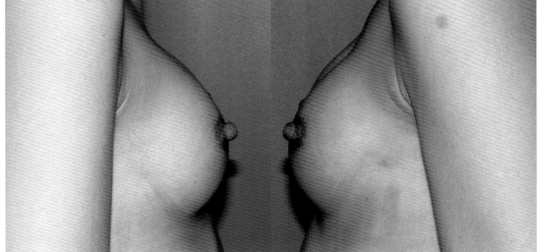

圆形假体
140mL

（27 岁，术后 2 年）

患者评估

皮肤松弛程度：正常

N-IMF（标准值为：6cm）：正常

术前

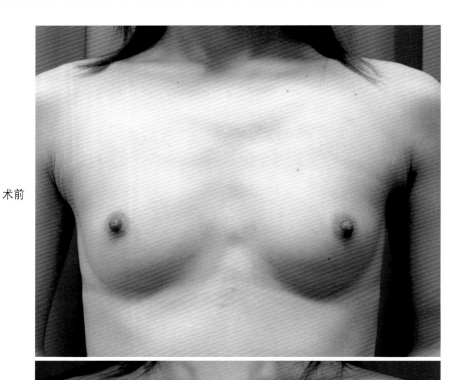

术后

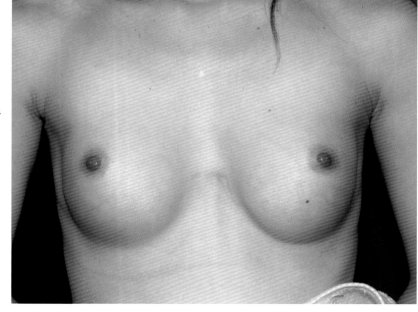

点评

　　置入 140mL 圆形假体，术后可见乳头向上方移动，同时 N-IMF 延长。患者对术后效果十分满意。如果应用解剖型假体，术后效果可能更好。

术前

术后

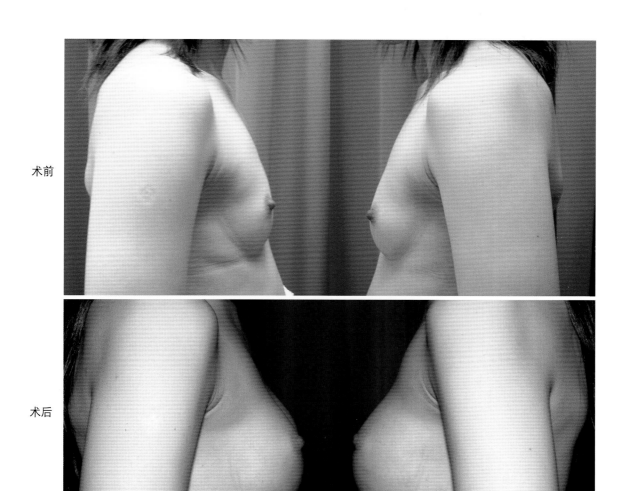

21

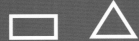

圆形假体
220mL

（22岁，术后4个月）

患者评估

皮肤松弛程度：正常

N-IMF（标准值为：6cm）：小于标准值

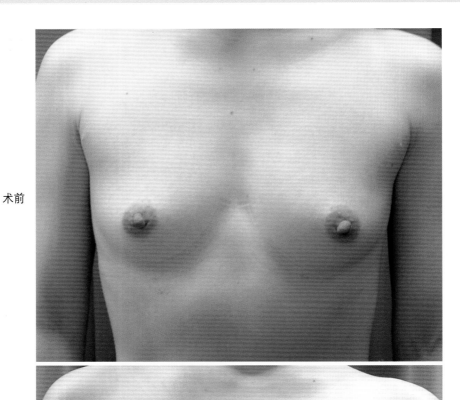

术前

术后

点评

患者的 N-IMF 距离较短，胸部皮肤略松弛，乳房形态基本对称。术后乳头和乳房的位置发生轻度移位。侧面观可见圆形假体的大致轮廓，这是圆形假体隆乳术的不足之处。

术前

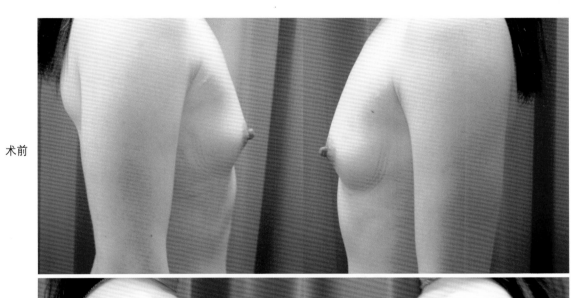

术后

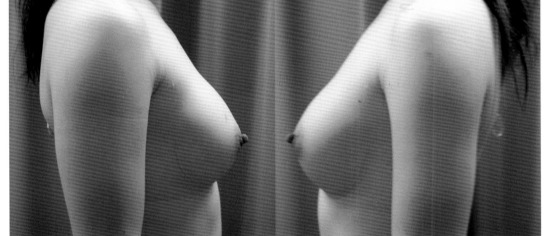

患者评估

（35 岁，术后 1 年）

皮肤松弛程度：不足

N−IMF（标准值为：6cm）：小于标准值

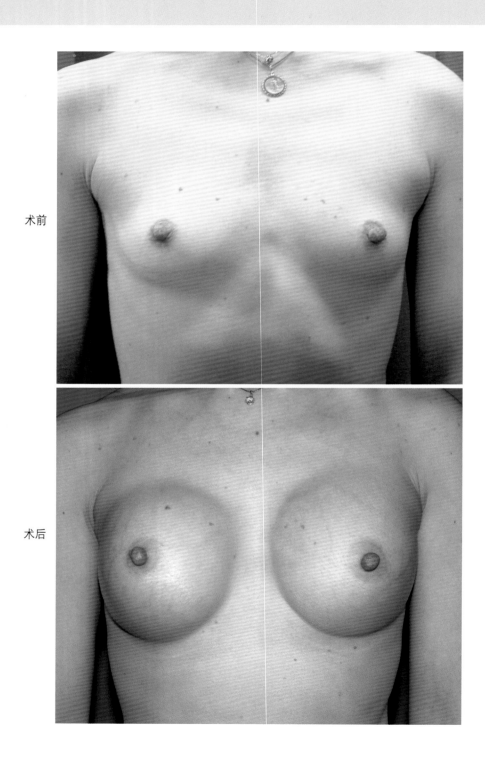

术前

术后

22

点评

    术前患者胸部皮肤量不足，且 N-IMF 距离较短。在这种情况下，300mL 的假体过大，需要慎用。在通常情况下，应用大体积的假体很少造成乳头和乳房位置的变化。本例患者可能由于胸部轮廓扁平，造成了乳头和乳房位置的变化。

术前

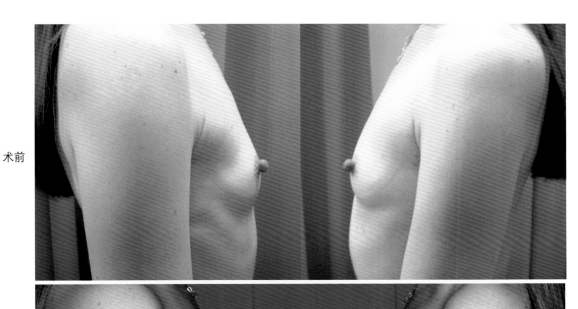

术后

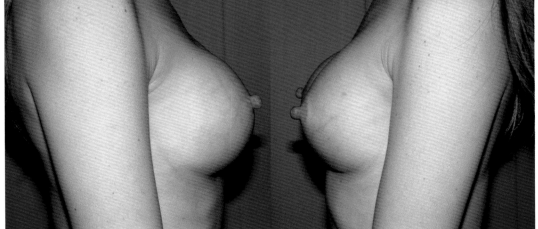

病例 23 □ △

圆形假体 200mL

（30岁，术后5个月）

患者评估

皮肤松弛程度：冗余

N-IMF（标准值为：6cm）：无

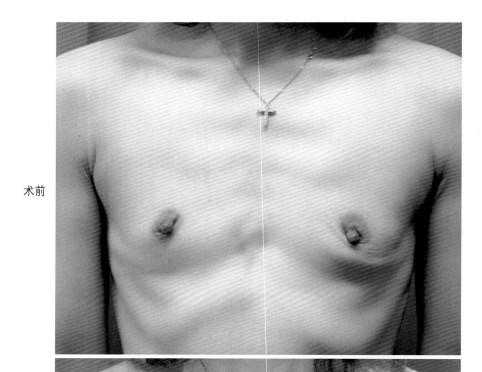

术前

术后

23

点评

术后患者的 N-IMF 距离略长，但考虑到侧面突度和整体匀称性，这样的外观较为适合。

术前

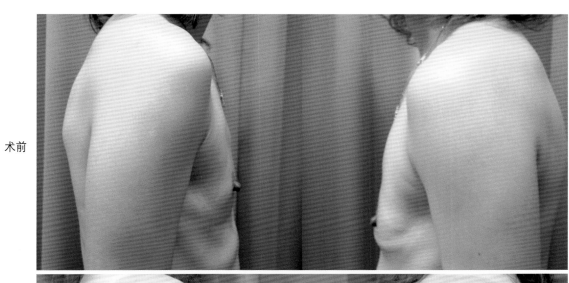

术后

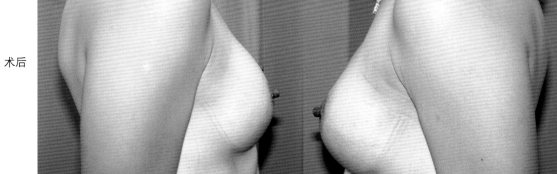

（42 岁，术后 1 年 7 个月）

患者评估

皮肤松弛程度：不足

N-IMF（标准值为：6cm）：正常

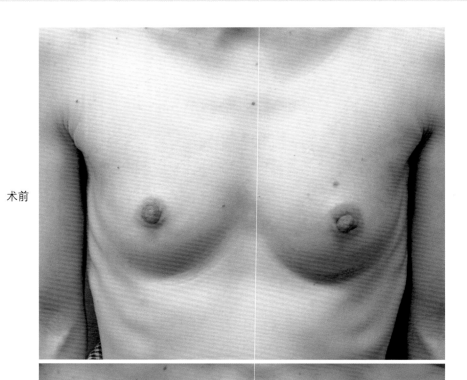

术前

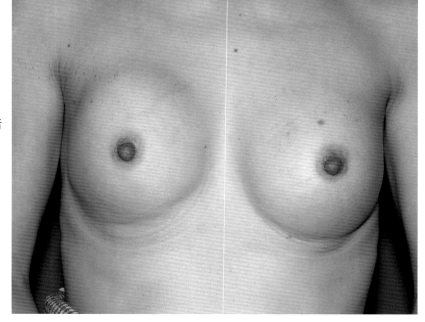

术后

点评

　　置入 200mL 圆形假体。由于胸部皮肤量不足，术后右侧的假体略向上移动，右侧乳房的侧面观不自然。乳头位置无明显变化。

术前

术后

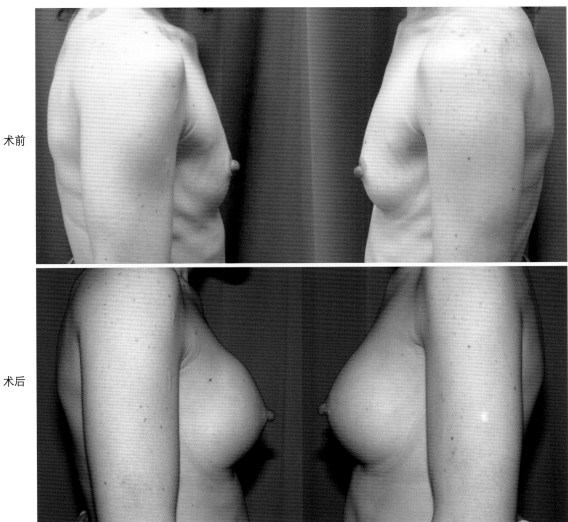

患者评估

　　皮肤松弛程度：不足

　　N-IMF（标准值为：6cm）：小于标准值

术前

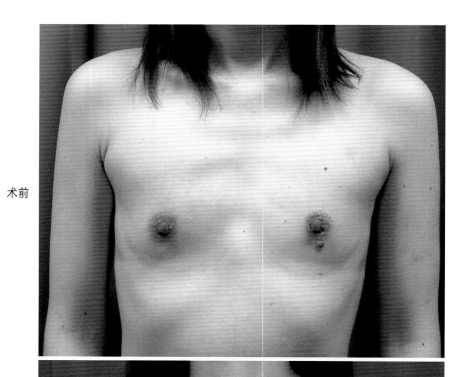

术后

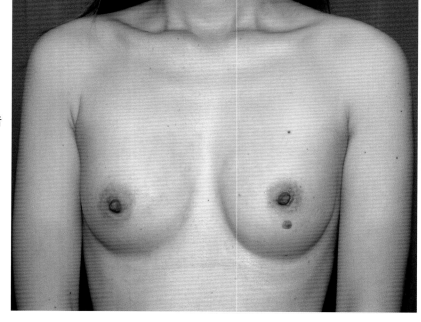

点评

　　由于术前患者左右两侧的 IMF 存在高度差，因此术后乳头的高度差略显明显。本次手术应用了 200mL 的圆形假体。如果应用体积稍小的假体，可能不会发生乳头位置的偏移。

术前

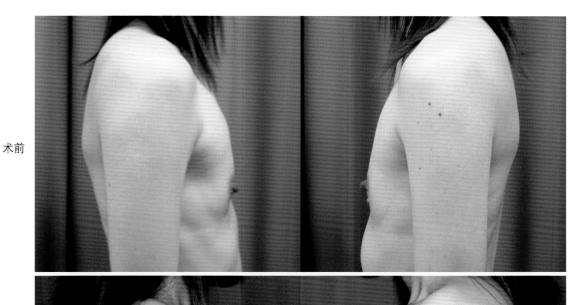

术后

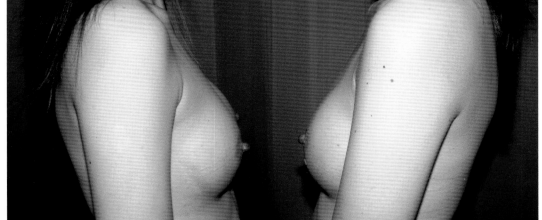

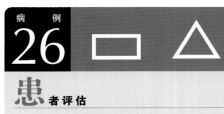

病例
26 ▭ △

圆形假体
180mL

（32岁，术后1年）

患者评估

　皮肤松弛程度：不足

　N-IMF（标准值为：6cm）：小于标准值

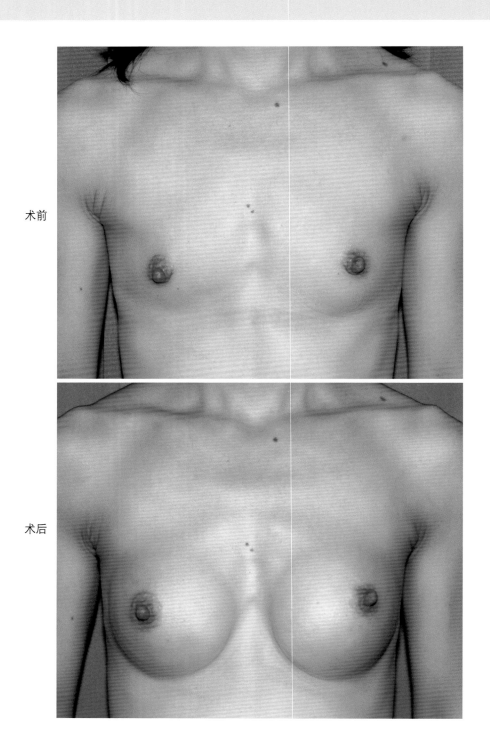

术前

术后

点评

患者 N-IMF 距离较短，胸部皮肤松弛程度不足。因此，即使选用了 180mL 的小体积假体，假体轮廓也明显可见。同时，乳头位置的高度差异也变得明显。

术前

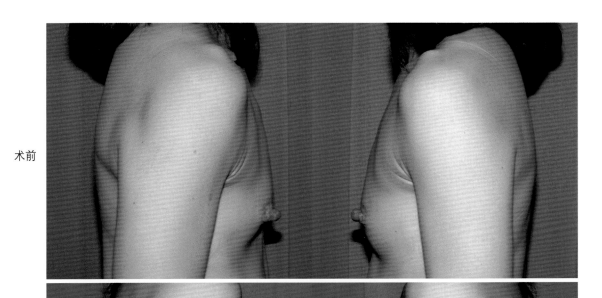

术后

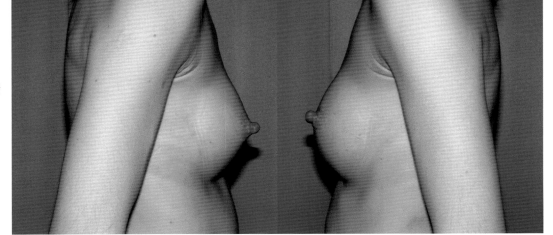

圆形假体，中高
高突，230mL

（32 岁，术后 3 年 6 个月）

患者评估

皮肤松弛程度：正常

N-IMF（标准值为：6cm）：正常

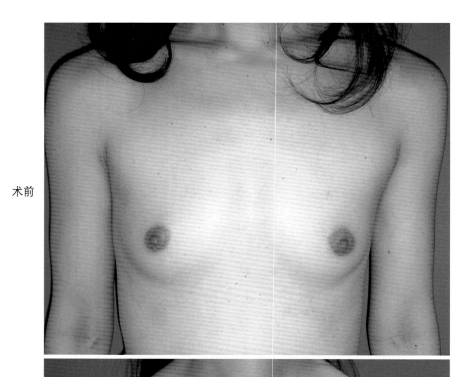

术前

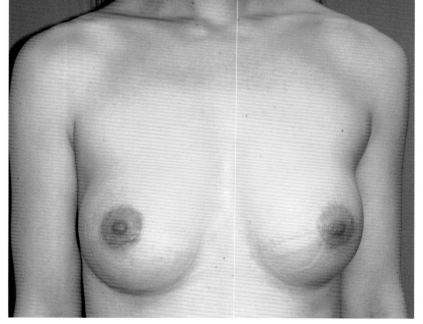

术后

点 评

　　虽然选择了圆形假体，但是术后乳房形态美观、匀称。胸部三角也没有被拉长，侧面观
形态自然。

术前

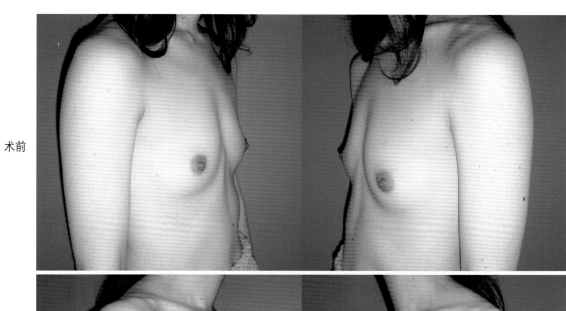

术后

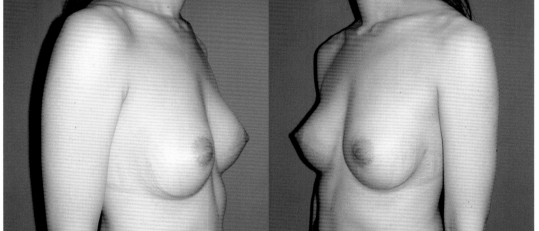

病 例
28

□　　△

解剖型假体，中高中突，185mL

（46岁，术后1年）

患者评估

　　皮肤松弛程度：正常

　　N－IMF（标准值为：6cm）：小于标准值

术前

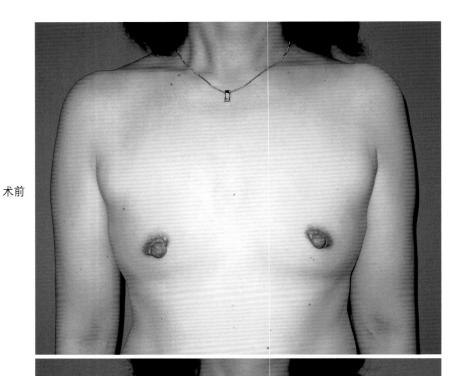

术后

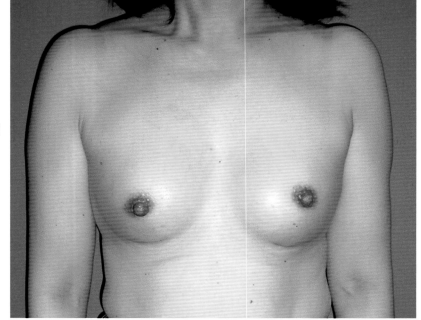

点评

术前患者胸大肌外扩，N–IMF 距离较短。术中应用了 185mL 中等高度、中等突度的解剖型假体。术后左右乳头高度差异较为明显。侧面观形态良好，无乳房间距过大之感。

术前

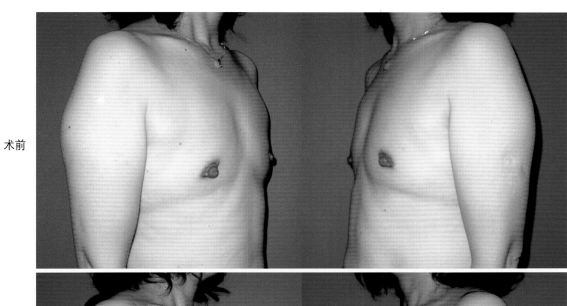

术后

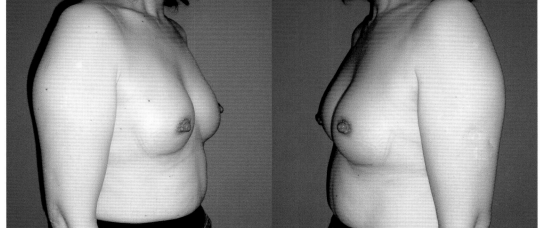

圆形假体
220mL

（34岁，术后5个月）

皮肤松弛程度：正常

N-IMF（标准值为：6cm）：正常

术前

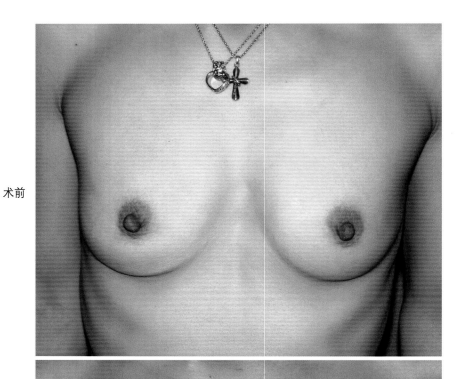

术后

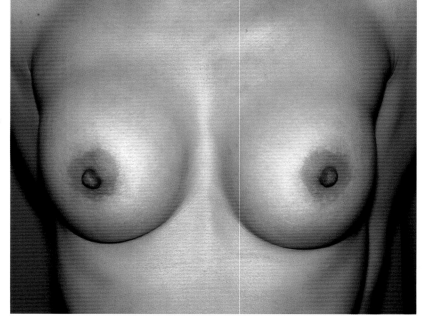

点评

术后正面观乳房形态匀称，但侧面观乳房上部外突明显。其原因可能是由于患者胸部轮廓为腰边长的等腰三角形。为此，采用解剖型假体的效果可能会更好。

术前

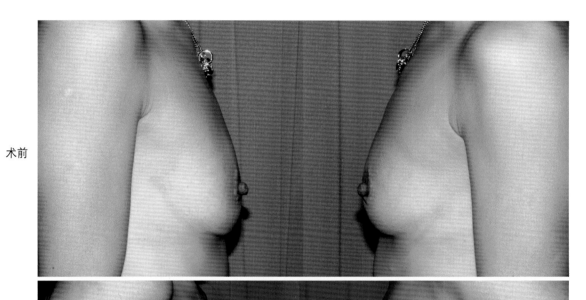

术后

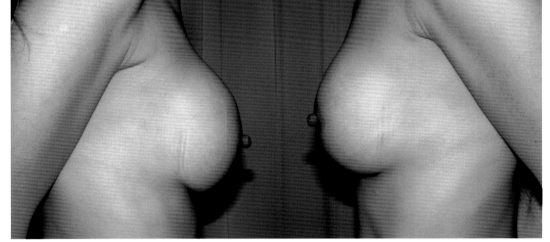

圆形假体
200mL

（30 岁，术后 2 年 9 个月）

患者评估

皮肤松弛程度：冗余

N-IMF（标准值为：6cm）：小于标准值

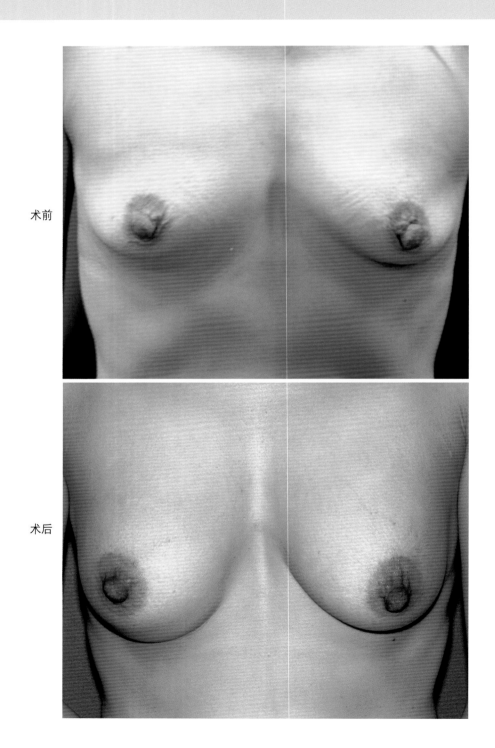

术前

术后

点评

　　由于患者皮肤松弛，同时胸部轮廓扁平，因此即使应用圆形假体也没有发生明显的凹陷。假体使得乳房隆起，胸部外形变得匀称。

术前
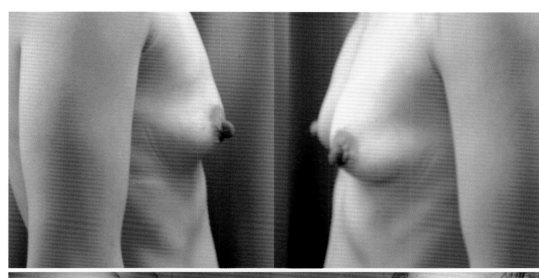

术后
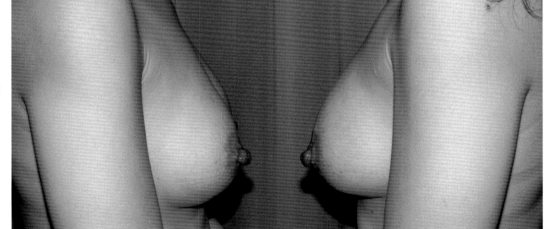

病例 31 □ Δ

圆形假体 220mL

（35 岁，术后 1 年）

患 者评估

皮肤松弛程度：冗余

N-IMF（标准值为：6cm）：正常

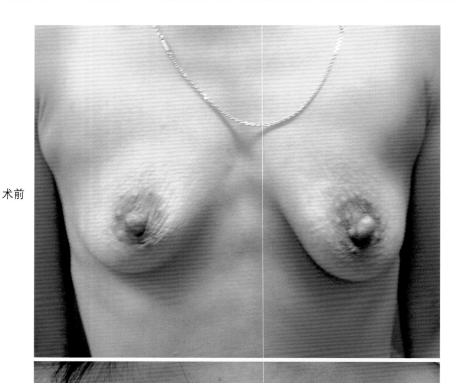

术前

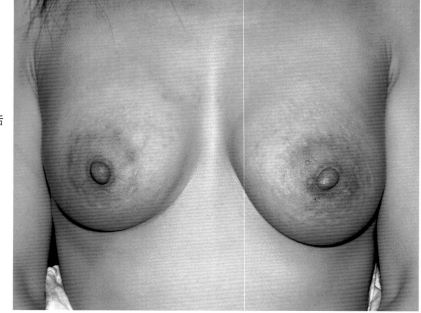

术后

点评

术前患者由于乳房萎缩而存在乳房下垂的情况。在置入了大小适中的假体后，虽然下垂依然存在，但乳房整体向前隆起。对于胸部皮肤松弛同时乳房外形扁平者，术后发生乳头和乳房位置偏移较为多见。

术前

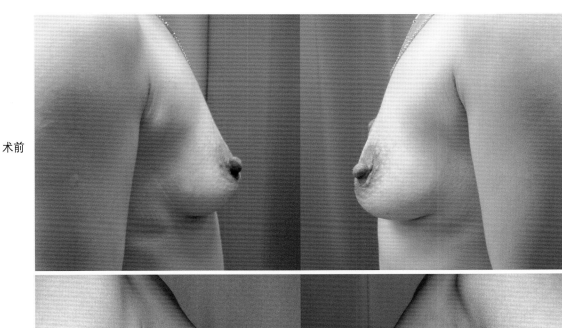

术后

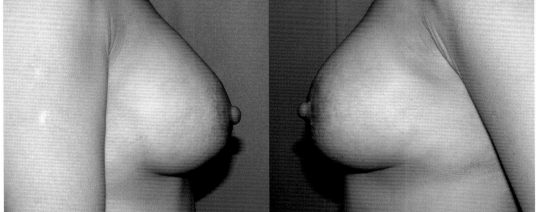

患者评估

皮肤松弛程度：冗余

N-IMF（标准值为：6cm）：小于正常值

术前

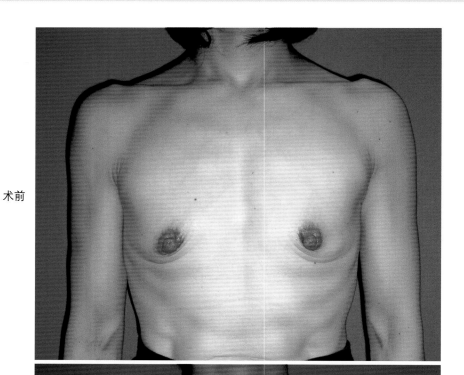

术后

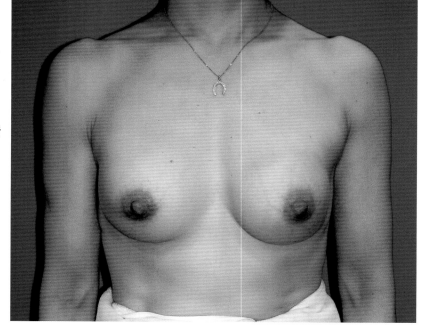

点评

　　患者乳房萎缩，IMF 界限不清，胸部轮廓扁平，皮肤松弛，应用了 200mL 圆形假体。术后乳房外形基本匀称，但是左侧假体上缘发生了轻微的折叠，引起了包膜挛缩。

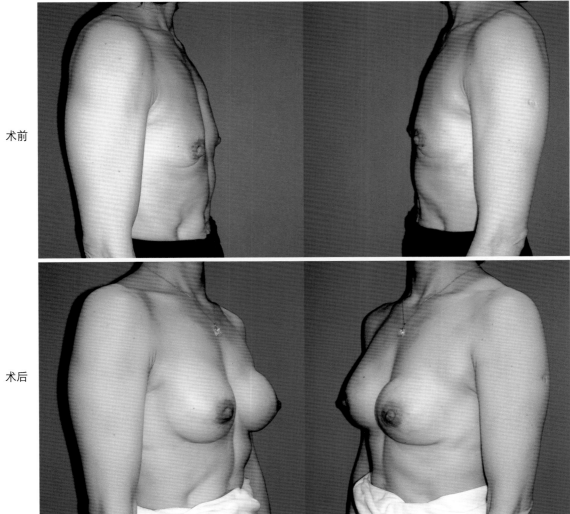

术前

术后

病例
33 ▭ △

圆形假体
160mL

（49 岁，术后 9 个月）

患者评估

皮肤松弛程度：冗余

N−IMF（标准值为：6cm）：小于标准值

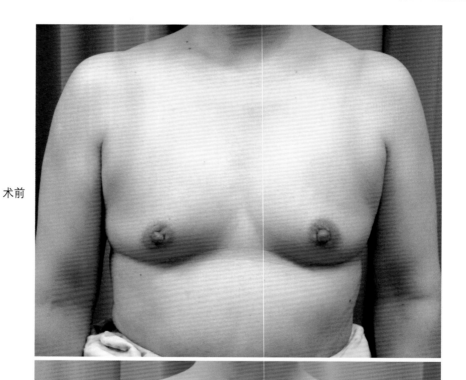

术前

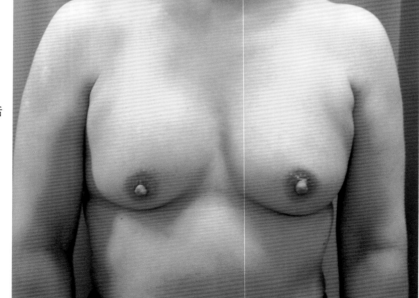

术后

点评

　　术前术者曾认为，使用 160mL 假体，术后乳房大小会略显不足。最初计划选用全高度、全突度的假体，但通过征求患者意见，考虑到患者对乳房大小的要求，最终选择了上述假体。

术前

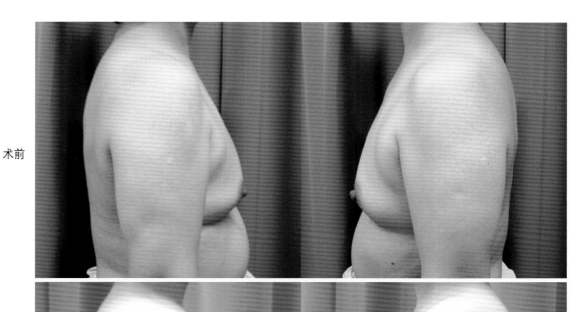

术后

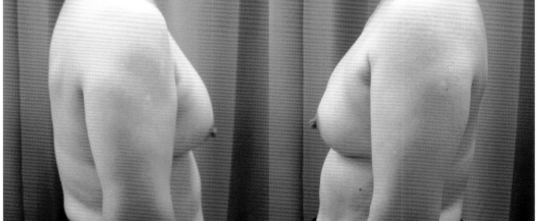

解剖型假体
右侧为全高，中突，270mL
左侧为全高，低突，160mL

（44岁，术后1年）

患者评估

皮肤松弛程度：不足

N-IMF（标准值为：6cm）：正常

漏斗胸：肋骨和胸骨上提术后

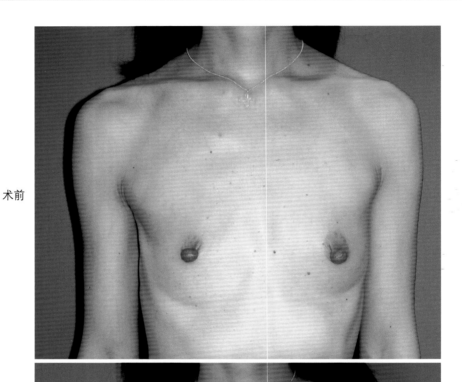

术前

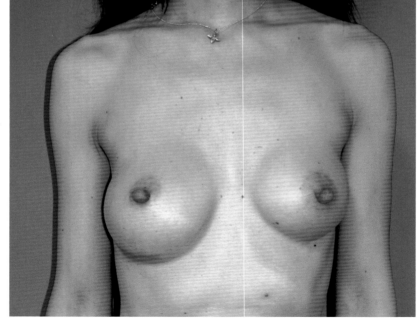

术后

点评

肋骨和胸骨上提术后，患者漏斗胸变得不明显，但右侧胸部上方略低。行隆乳术时，左右两侧置入假体的大小不同。术后乳头高度相同，但由于置入假体重量不同，IMF 高度存在较明显的差异。

术前

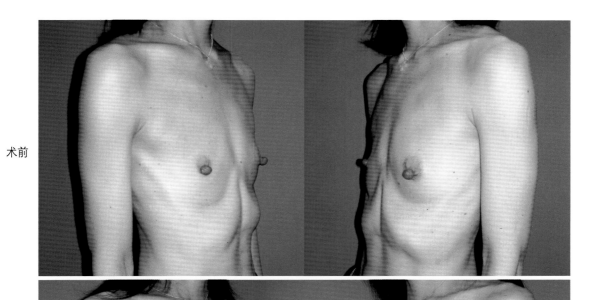

术后

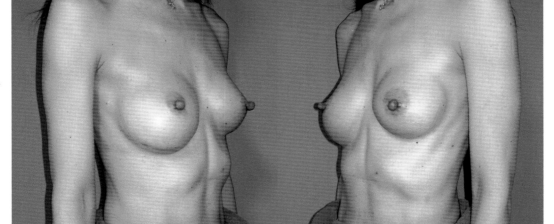

患者评估

皮肤松弛程度：不足

N-IMF（标准值为：6cm）：无

（39 岁，术后 1 年 3 个月）

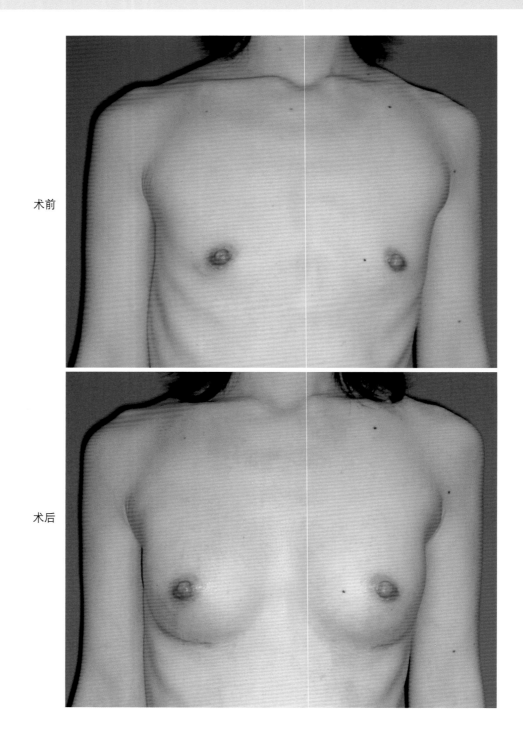

术前

术后

点 评

虽然术前患者胸部皮肤量不足，但是术后乳房增大，乳头和乳房匀称。

术前

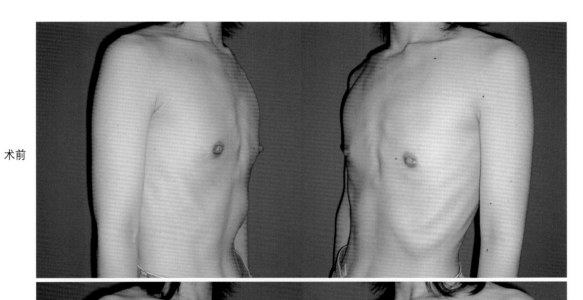

术后

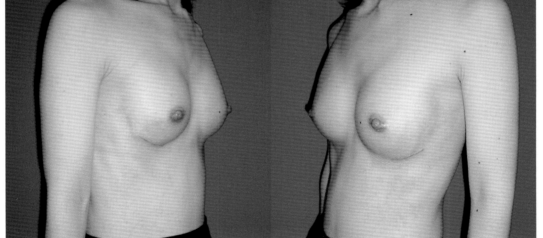

病例
36 ▭ △

解剖型假体，中高
全突，225mL

（40岁，术后1年）

患者评估

皮肤松弛程度：正常

N-IMF（标准值为：6cm）：小于标准值

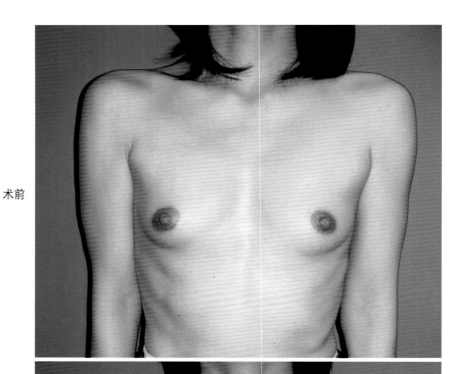

术前

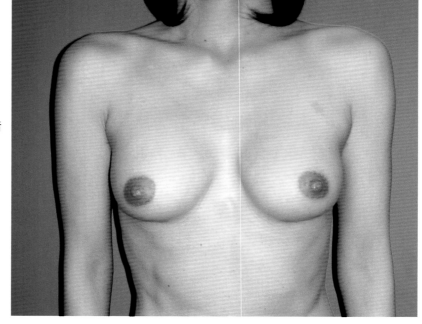

术后

点评

225mL 中等高度、全突度解剖型假体厚度较大。正是由于这个原因，术后乳头的外扩没有加重，侧面观外形良好。

术前

术后

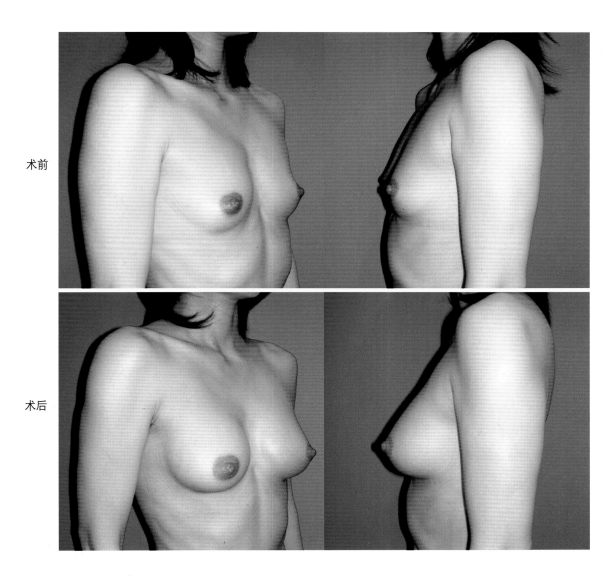

解剖型假体，中高
低突，195mL

（19岁，术后4个月）

患者评估

皮肤松弛程度：正常

N-IMF（标准值为：6cm）：正常

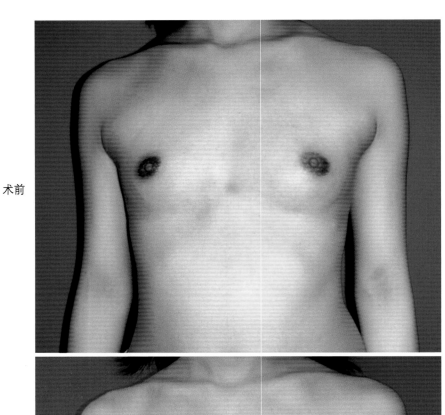

术前

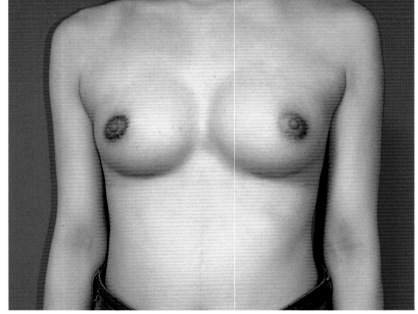

术后

点评

应用了 195mL 中等高度、低等突度的解剖型假体。正面观及侧面观乳房外形良好，乳头略外扩，但外扩程度并不严重，这是由于患者胸部轮廓扁平造成的。

术前

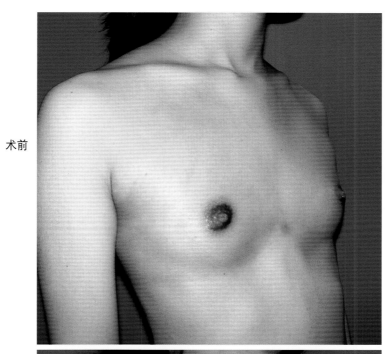

术后

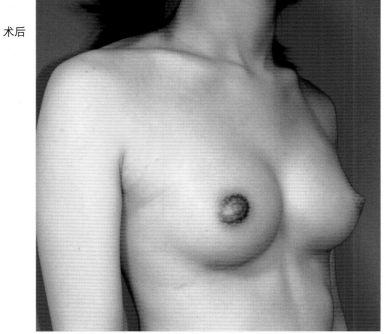

病 例
38

圆形假体
240mL

（40岁，术后1年1个月）

患者评估

皮肤松弛程度：正常

N-IMF（标准值为：6cm）：正常

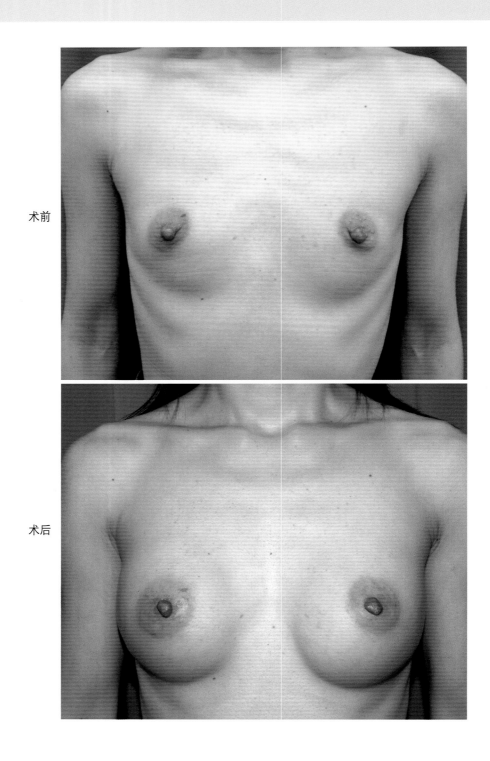

术前

术后

点评

　　患者胸部轮廓扁平，皮肤量少，松弛程度正常。术后乳房增大，外形匀称。侧面观
240mL 已经是足够大的假体。

术前

术后

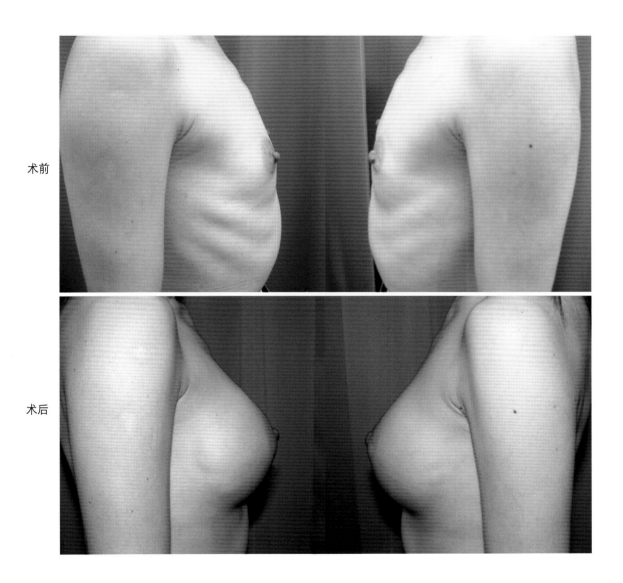

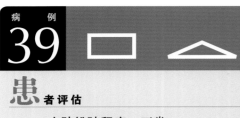

病例
39

圆形假体
180mL

（19岁，术后2年1个月）

患者评估

　　皮肤松弛程度：正常

　　N-IMF（标准值为：6cm）：小于标准值

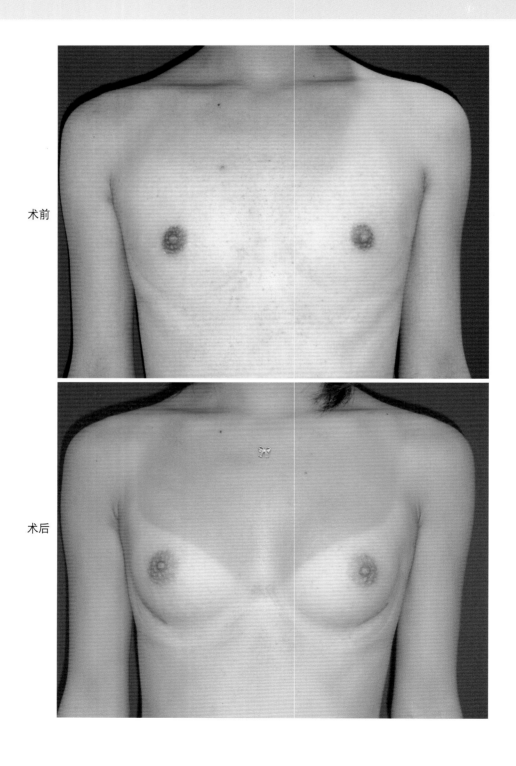

术前

术后

点评

术后乳房和乳头位置略有偏移，但整体形态匀称。

术前

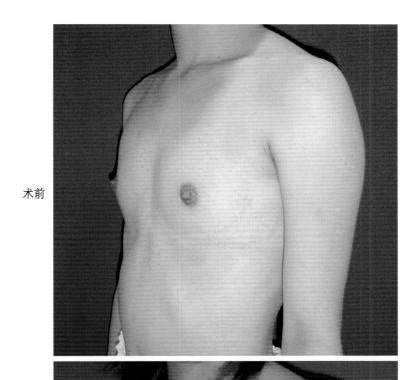

术后

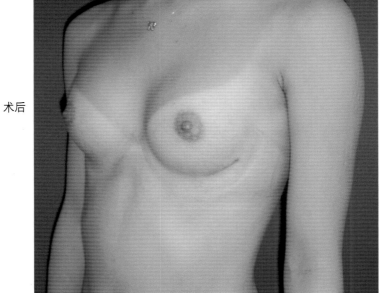

病 例
40

凵 △

圆形假体
180mL

（31岁，术后6个月）

患者评估

皮肤松弛程度：正常

N-IMF（标准值为：6cm）：小于标准值

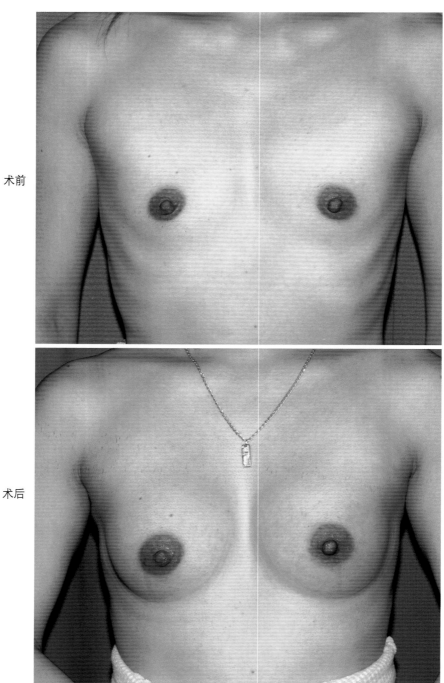

术前

术后

点评

　　患者胸部轮廓凹陷明显，有漏斗胸倾向。IMF界限不清。应用180mL圆形假体，术后乳房外观自然，乳头无明显移位，但右侧N-IMF距离较短。侧面观有轻度阶梯状改变。

术前

术后

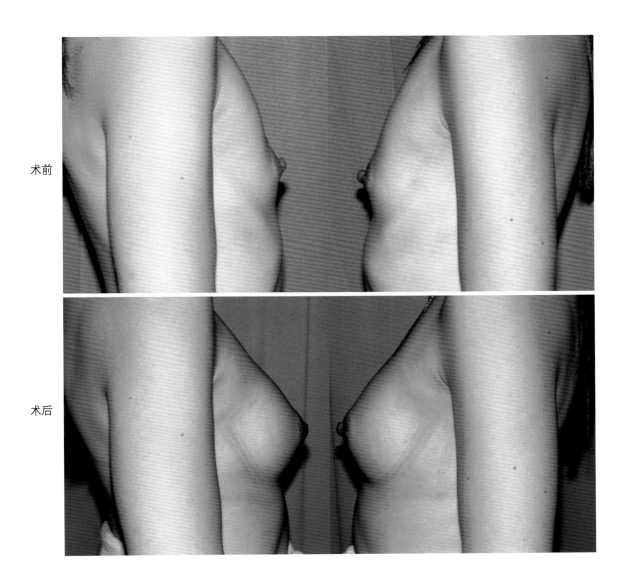

患者评估

皮肤松弛程度：不足

N-IMF（标准值为：6cm）：小于标准值

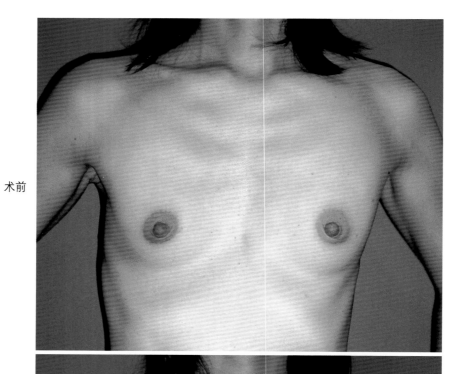

术前

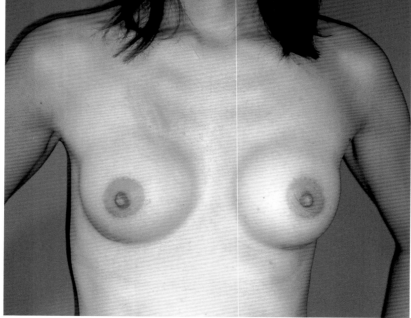

术后

点评

　　胸部轮廓凹陷明显。应用了中等突度的圆形假体。由于患者皮肤量不足，选用圆形假体后，侧面观乳房略显外突。乳头位置变化不明显，但乳房间距过大。

术前

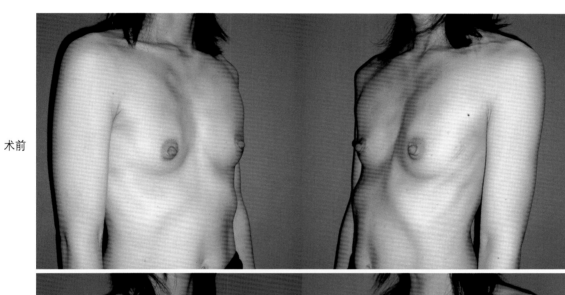

术后

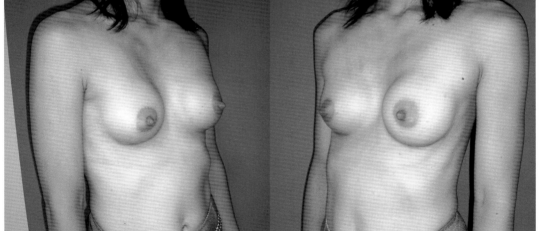

患者评估

皮肤松弛程度：正常

N-IMF（标准值为：6cm）：无

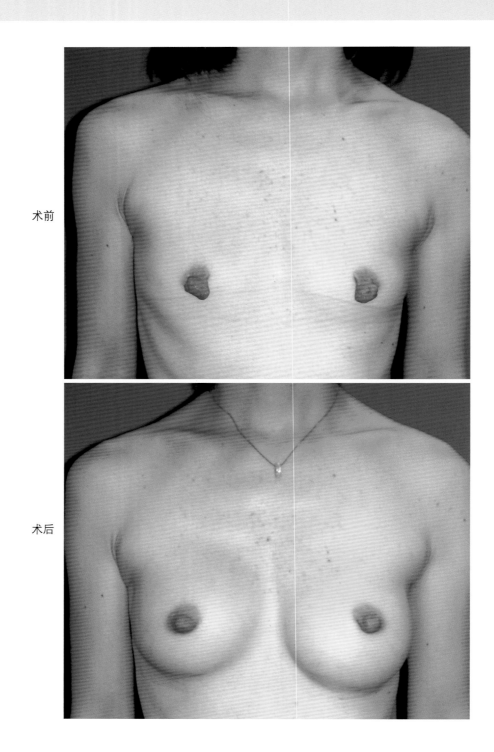

术前

术后

点 评

术前患者 IMF 几乎不可见。为了使患者乳房内侧隆起更为自然，应用了 170mL 低突的解剖型假体。由于患者 SN-N 三角较长，假体选择了中等高度。患者术后左侧 N-IMF 变长，但整体形态匀称。

术前

术后

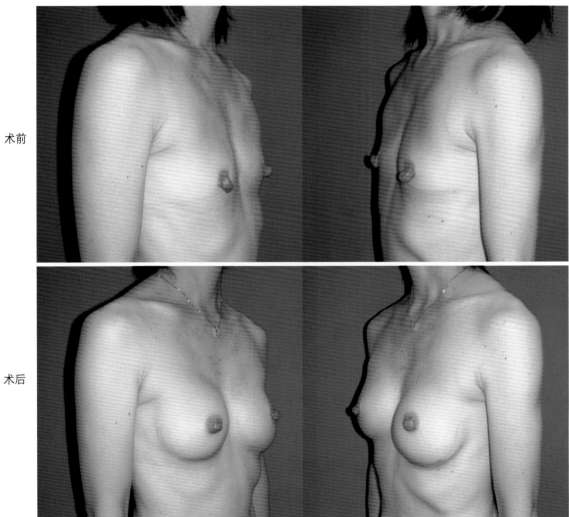

患者评估

皮肤松弛程度：不足

N−IMF（标准值为：6cm）：正常

漏斗胸：钛板植入术后

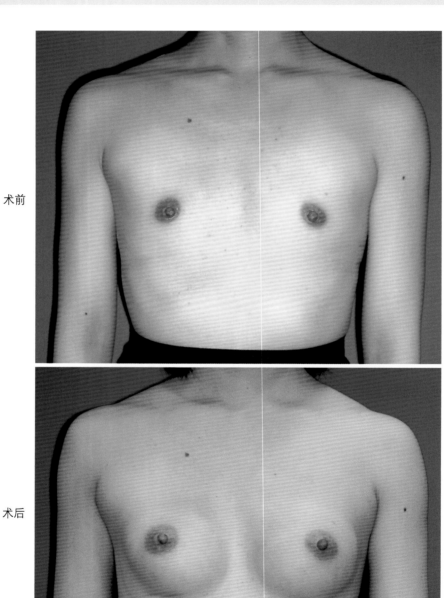

术前

术后

点评

　　患者胸部皮肤量不足，假体向皮肤松弛部位移动，有形成包膜的倾向。应用了 140mL 低等高度、中等突度的假体。右侧假体向 7 点钟方向旋转移动后固定于该处，患者本人对此并不在意。但是在这种情况下包膜挛缩会越来越明显，考虑在必要时进行二次手术。如果假体超过上述大小，两乳房间距离可能更加明显。

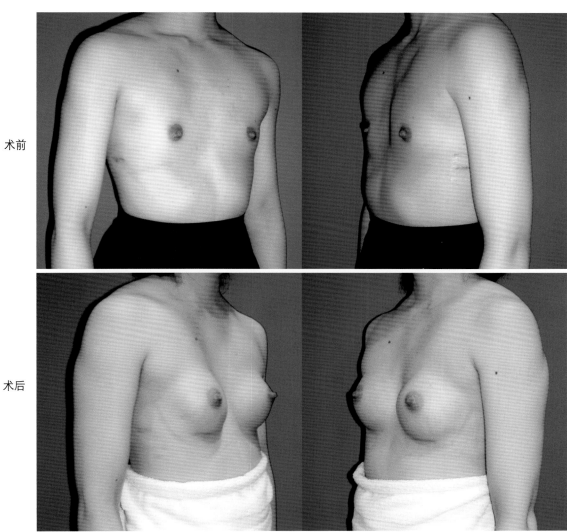

术前

术后

病 例
44 凹 △

解剖型假体
右侧：全高，中突，180mL
左侧：低高，高突，140mL

（24岁，术后1年）

患者评估

皮肤松弛程度：不足

N-IMF（标准值为：6cm）：正常

漏斗胸：患者胸部轮廓存在左右差异

术前

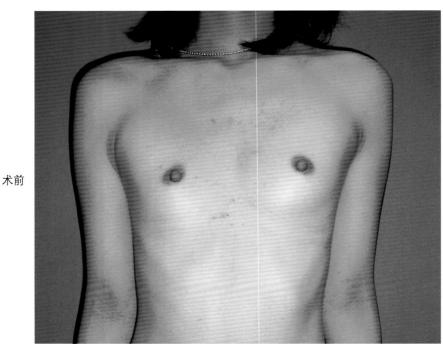

术后

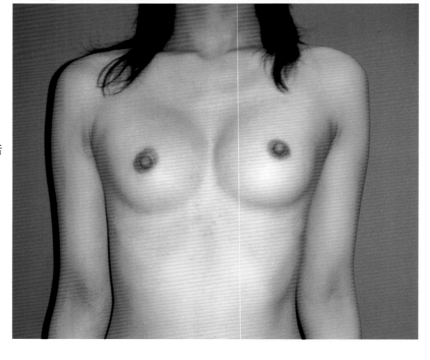

点评

　　由于患者左右两侧胸廓存在差异，两侧应用了不同大小的假体。患者胸大肌较发达，右侧应用了全高度的假体。

术前

术后

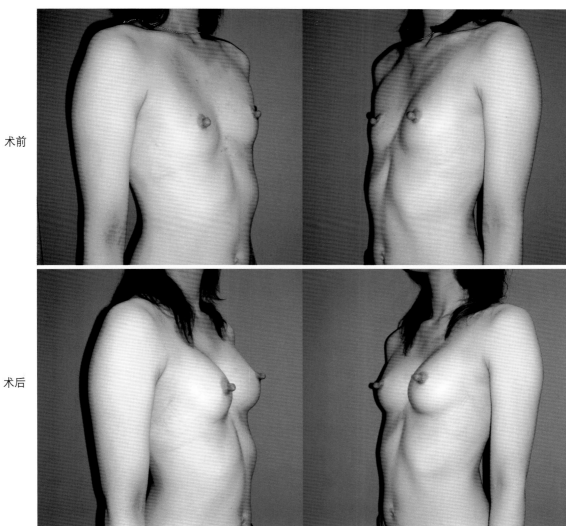

曹思佳七色丛书推荐

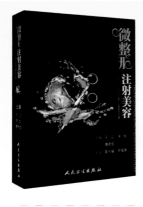

微整形注射美容
定　价：148.00 元
编　著：曹思佳

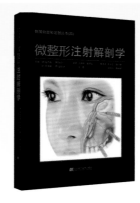

微整形注射解剖学
定价：198.00 元
原著：（韩）金熙真（韩）
徐丘一（韩）李洪基（韩）
金智洙
主译：王琳琳 曹思佳 王勇

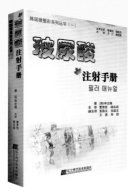

玻尿酸注射手册
定　价：199.00 元
原　著：（韩）申汶锡
主　译：曹思佳 杨永成

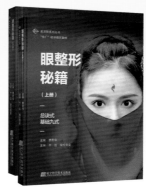

眼整形秘籍（上、下册）
定价：468.00 元
编著：曹思佳

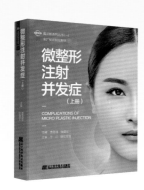

微整形注射并发症（上册）
定价：268.00 元
主编：曹思佳 张建文

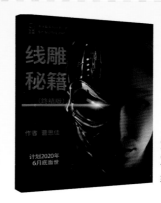

线雕秘籍（即将出版）
定价：228.00 元
编著：曹思佳

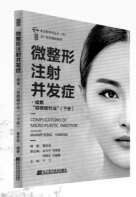

微整形注射并发症·续集
（下册）
定价：97.00 元
编著：曹思佳

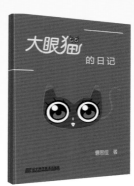

大眼猫的日记（即将出版）
定价：39.00 元
编著：曹思佳